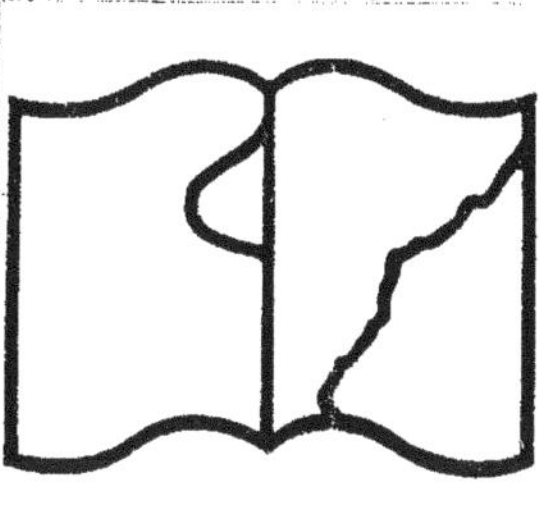

Texte détérioré — reliure défectueuse
NF Z 43-120-11

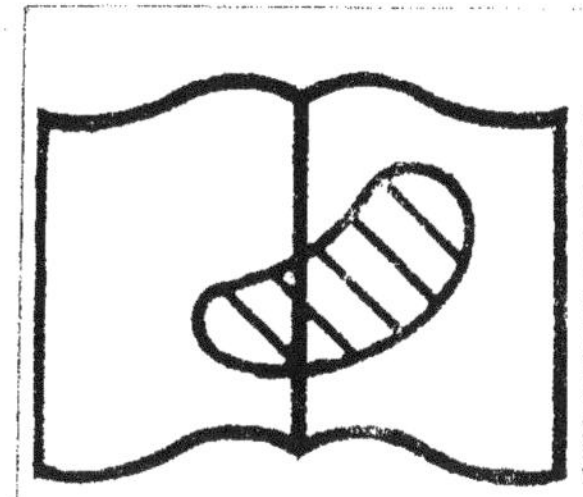

Illisibilité partielle

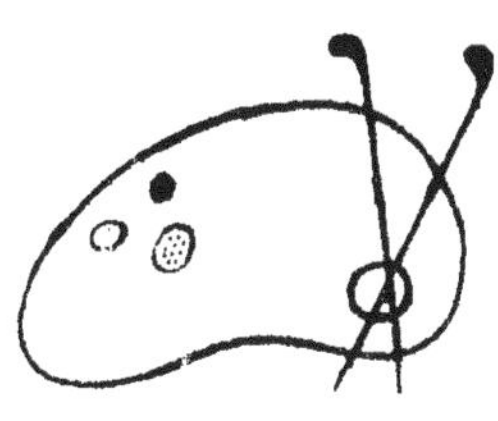

Début d'une série de documents
en couleur

VALABLE POUR TOUT OU PARTIE
DU DOCUMENT REPRODUIT

HYGIÈNE ISRAÉLITE

PRINCIPES

DE LA

SANTÉ PHYSIQUE ET MORALE

DE L'HOMME

PAR

ARAB MOUCHI BEN MIMOUN (MAIMONIDE)

TRADUCTION FRANÇAISE

PAR

M. CARCOUSSE

Directeur de l'Ecole du Talmud Thora d'Alger,

AVEC LA COLLABORATION ET LES ANNOTATIONS DU

Dr E.-L. BERTHERAND

Secrétaire du Conseil départemental d'hygiène et de la Société climatologique d'Alger,
Chevalier de la Légion d'Honneur, Officier de l'Instruction publique, etc., etc.

ET UNE INTRODUCTION

Par M. HONEL

Président du Consistoire israélite du département d'Alger.

ALGER

CHEZ M. RUFF, LIBRAIRE, RUE BAB-AZOUN

1887

PRINCIPALES PUBLICATIONS DU Dᵣ E. BERTHERAND

SUR L'HYGIÈNE

1. *Hygiène et Médecine des Arabes*. 1855, in-8° de 575 p.
2. *Hygiène des Colons en Algérie*. 1875, 2ᵉ édition française, traduction en allemand, in-18° de 32 p.
3. *Le Salicylage des vins au point de vue hygiénique*. In-18° de 4 p., 1880.
4. *Le Plâtrage des vins au point de vue hygiénique*. In-8° de 4 p. 1881
5. *Les Pommes de terre germées, hygiè   l   ientaire.* 1887, in-8° de
6. *Les Ambulances communales, les intérêts sanitaires des populations et les dépenses de l'assistance publique.* 1875, in-8° de 16 p.
7. *L'Hygiène et la Salubrité dans les centres de colonisation*. 1876, 8 p., in-8°.
8. *Le Noyau de dattes, propriétés alimentaires, thérapeutiques, industrielles et falsification du Café*. 1882, in-8° de 16 p. avec planche.
9. *Nécessité d'instituer une inspection départementale des établissements insalubres*. 1880, in-8° de 16 p.
10. *L'Assistance et la Mortalité enfantines en Algérie*. 1877, in-8° de 12 p.
11. *Une Station hibernale à Tipaza*. 1877, in-8° de 16 p.
12. *Le Pelletage et le vannage des blés*. 1882, in-8° de 4 p.
13. *Un Hôpital pour les chiens: études sur la rage en Algérie*. In-8° de 8 p., 1886.
14. *Hygiène et pathologie préhistoriques en Algérie*. 1882, in-8° de 8 p.
15. *L'Eucalyptus au point de vue de l'hygiène en Algérie*, 1876, in-8° de 60 p.
16. *Mesures médico-administratives pour prévenir la propagation des maladies vénériennes*. 1880, in-8° de 12 p.
17. *Le Champignon toxique de la morue vermillonnée*. 1884 et 1885, 2 mémoires avec planche.
18. *Inondations et débordements des rivières*. 1887, in-8° de 4 p.
19. *Rapports annuels au Conseil d'hygiène d'Alger, sur la salubrité du département, depuis 1881*.

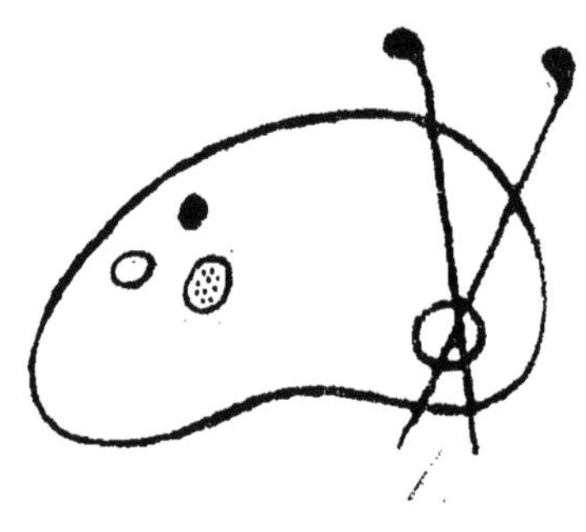

Fin d'une série de documents
en couleur

PRINCIPES

DE LA

SANTÉ PHYSIQUE ET MORALE

DE L'HOMME

HYGIÈNE ISRAÉLITE

PRINCIPES

DE LA

SANTÉ PHYSIQUE ET MORALE

DE L'HOMME

PAR

ARAB MOUCHÍ BEN MIMOUN (MAIMONIDE)

TRADUCTION FRANÇAISE

PAR

M. CARCOUSSE

Directeur de l'Ecole du Talmud Thora d'Alger,

AVEC LA COLLABORATION ET LES ANNOTATIONS DU

Dr E.-L. BERTHERAND

Secrétaire du Conseil départemental d'hygiène et de la Société climatologique d'Alger,
Chevalier de la Légion d'Honneur, etc., etc.

ET UNE INTRODUCTION

Par M. HONEL

Président du Consistoire israélite du département d'Alger.

ALGER

CHEZ M. RUFF, LIBRAIRE, RUE BAB-AZOUN, 8

1887

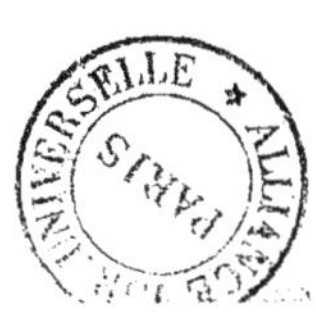

INTRODUCTION

Alger, le 14 mars 1887.

A Monsieur le Docteur E.-L. BERTHERAND, *Alger.*

Monsieur le Docteur,

Vous me demandez un mot d'introduction pour l'œuvre que vous êtes sur le point de publier sous le titre de : « Hygiène » israélite : Principes de la Santé physique et morale de » l'homme, par Maimonide. »

Ce mot, que je vous envoie bien volontiers, sera un mot de vives et sincères félicitations.

Il faut, en effet, quelque courage pour verser dans le courant anti-sémitique, dont vous signalez vous-même, en les déplorant, l'existence et les ravages, un ouvrage où vous préconisez, en les rajeunissant, des principes puisés à une source essentiellement juive.

Il est vrai que cette source est si limpide et si pure que les principes qui en découlent et que vous traduisez avec clarté et précision, peuvent défier toutes les préventions et s'imposent, après huit siècles, comme autant de vérités à ceux que n'aveuglent ni l'esprit de parti, ni la haine de race ou de religion.

Je ne sais si vous avez voulu atténuer l'effet des attaques dirigées contre mes coreligionnaires, par une récente publication « Rudis indigestaque moles » dont des hommes plus autorisés que moi ont déjà fait bonne justice.

J'ignore si vous avez voulu opposer les saines doctrines morales, philosophiques, humanitaires et hygiéniques du célèbre Maimonide aux aberrations que quelques esprits prévenus ou haineux essaient de propager pour discréditer, dans l'opinion publique, des citoyens qui, pour appartenir à la religion de Moïse, ne s'efforcent pas moins de se rendre partout et toujours dignes de la patrie française qu'ils aiment passionnément.

Quel que soit le mobile auquel vous obéissez, il honore le savant et patient chercheur qui, sans préoccupation autre que celle d'être utile à ses semblables, sans s'arrêter aux clameurs qu'il s'expose à provoquer dans certains milieux, exhume pour les répandre dans la société moderne, des préceptes et des enseignements qui n'ont perdu ni de leur actualité ni de leur intérêt, quoiqu'ils aient été exposés au XIIe siècle de l'ère chrétienne et par un juif.

Moi, qui ne suis pas un admirateur déterminé du Talmud et de la Mischna, sans doute parce que, incompétent pour en apprécier les mérites, je n'admire pas sur commande, j'ai vu non sans plaisir un homme de votre valeur s'employer à vulgariser « Les principes de la Santé physique et morale » professés par un rabbin presque aussi renommé par sa science que par son peu d'enthousiasme pour les deux compilations dont je viens de parler, et dans lesquelles la malveillance s'ingénie à puiser les accusations les plus odieuses contre notre religion et contre ses adeptes.

Que nos détracteurs lisent ces pages pleines de vérités, de leçons utiles, de conseils salutaires, de douce philosophie, embrassant à la fois ce que l'homme se doit à lui-même, physiquement et moralement, et ce qu'il doit aux autres.

Peut-être, les pages écrites par le disciple et l'émule d'Averroès et que le déchaînement du fanatisme n'a pu empêcher son siècle d'accueillir avec enthousiasme, auront-elles pour effet de convertir, sinon tous les anti-sémitiques, du moins quelques-uns des moins endurcis, à des sentiments plus justes et plus vrais envers nous.

Si cet heureux résultat pouvait se produire, ce que je souhaite du fond de mon cœur de Français et d'israélite (et pourquoi votre œuvre n'y contribuerait-elle pas ? Habent sua fata libelli,) vous n'auriez point à regretter les veilles et les soins que vous lui avez consacrés, et les honnêtes gens vous remercieraient comme je le fais moi-même.

Veuillez, Monsieur le Docteur, agréer l'expression de mon respectueux dévouement.

HONEL,
Président du Consistoire israélite du département d'Alger.

Alger. — Imprimerie de l'Association ouvrière, P. Fontana et Cie.

AVANT-PROPOS

L'habitation d'un pays nouveau impose à tout immigrant
consciencieux le devoir non-seulement d'en étudier les condi-
tions climatériques, les productions de tout genre, les coutumes
locales, mais encore de remonter le cours des âges et de rechercher dans les œuvres des savants indigènes, comme dans
les idées populaires, le secret des pratiques consacrées par l'observation et religieusement transmises par la tradition. Ce que
j'avais fait, à ce point de vue, dans ma *Médecine et Hygiène
des Arabes* (1) et dans mon *Hygiène musulmane* (2), j'avais
résolu de le tenter pour ce qui concerne la population israélite de l'Algérie. La merveilleuse aptitude de la race juive —
en tous pays — d'échapper aux épidémies, d'acquérir une résistance vitale et une longévité des plus remarquables, devait
évidemment s'expliquer par une hygiène supérieure à toute
autre. Ainsi l'âge moyen de la vie est en France de 36 ans,
pour les Juifs de 48. En Prusse leur mortalité est de 1,61 0/0,
celle des Prussiens 2,61 0/0. Les Français perdent 14 0/0 de
leurs petits enfants, les Juifs 10 seulement (3). Ces chiffres ré-

---

(1) Paris. 1855, in-8° de 576 p.

(2) Paris, 2° édition, 1874, in-8° de 72 p., texte arabe et français.

(3) En Algérie, la statistique de 1873-1882 vient de démontrer que si les naissances
européennes montent à 33,5 pour mille habitants, elles arrivent à 53 pour les Israélites,
confirmant ainsi leur fécondité proverbiale ; et que si l'accroissement général de la population algérienne a été pour mille de 4,1 pour les Français, de 9,6 pour les Espagnols, de
5,5 pour les Italiens et de 5,8 pour les Maltais, il était de *douze* pour les Israélites, alors
que les Allemands avaient diminué de 11,9. — A un point de vue général, on ne com-
prend pas très-bien la signification sociale du mouvement anti-sémitique qui s'est révélé
en ces derniers temps d'une façon assez inhumaine. La population juive augmente partout ; d'après les recherches du professeur Loëb insérées dans le *Dictionnaire de géographie* de Vivien de Saint-Martin, elle compte aujourd'hui dans le monde entier
6,376,000 âmes : et comme le fait remarquer M. J. Weyl dans le Bulletin de la Société
de géographie de Marseille, « il n'est pas probable que, même aux époques les plus
brillantes de leur histoire, quand ils formaient encore une nation, les Israélites aient
été jamais aussi nombreux. » (Dr E. B).

cemment établis par le Dr Richardson, dans le *Herald of Health*, ne donnent-il pas matière à réfléchir bien sérieusement ?

Malheureusement, à toutes mes recherches sur des Traités spéciaux, on me répondait invariablement par les règles bien connues de l'hygiène hébraïque, dans la prohibition de certains aliments, les lotions légales, l'interdiction des alliances étrangères, la circoncision, la séquestration des maladies contagieuses, etc. (1). D'autre part, il fallait — bien à regret — constater le petit nombre d'ouvrages hébraïques à Alger et surtout la difficulté de trouver des traducteurs suffisamment instruits. J'eus enfin la bonne fortune d'abord de découvrir, à peu de jours de distance, un ouvrage du savant médecin Abou Amram Mouchi ben Mimoun, puis de faire la connaissance intime d'un hébraïste des plus intelligents.

Deux mots et sur l'auteur de ce précieux livre, et sur mon distingué collaborateur :

Abou Amran Mouchi ben Mimoun, plus connu sous le nom de *Maimonide* et sous celui d'*Haramban* (mot formé des premières lettres de ses prénoms et titre), naquit en 1139 d'une famille israélite de Cordoue (Espagne), de là son surnom de *Korthoby*. Il étudia d'abord la théologie, puis la philosophie et enfin la médecine chez Averrhoës (Ibn Rosch) qui enseignait dans la même ville. L'élève fut digne du maître. En 1164, Abd el Moumen ben Ali, roi d'Espagne, lança un arrêt de mort ou d'expulsion de ses états, de tous ceux, chrétiens ou israélites, qui ne se convertiraient pas au mahométisme. Maimonide préféra l'initiation à l'islamisme qu'il pratiqua une dizaine d'années ; puis il partit pour le Maroc, y séjourna quelques années et passa en Egypte, à Fostath. La renommée qu'il y acquit promptement dans son école de philosophie lui attira les bonnes grâces du sultan Salah ed Din, qui en fit son médecin

---

(1) L'étude de la Bible, surtout celle du Pentateuque, est indispensable à quiconque veut se rendre un compte exact de la valeur du judaïsme dont les antiques préceptes sont restés burinés, à travers la longue suite des siècles, dans l'esprit et les pratiques habituelles de l'israélite. On est saisi d'une profonde admiration devant l'incomparable génie de Moïse qui, au milieu de peuples livrés à la débauche et aux superstitions les plus abominables, sut fonder une nation, lui imposer le monothéisme, et à l'aide de lois divines, les prescriptions législatives, morales, sociales et sanitaires, inspirées par une connaissance bien complète de la physiologie et de la psychologie. (Dr E. B.).

particulier. Ce savant médecin thalmudiste, que ses corréligionnaires appellent « leur Platon », et que le Dr Leclerc déclare (1) « un des plus grands noms du Judaïsme et l'homme le plus éminent de sa race après le législateur, » mourut à l'âge de 69 ans.

Maïmonide a publié un grand nombre d'ouvrages de théologie, de philosophie, de médecine. Parmi ces derniers, on doit surtout signaler le Traité sur le régime de la santé, très estimé, — un Traité des poisons traduit en français (1865) par M. le Dr Rabbinowicz, lauréat de l'Institut, — des opuscules sur l'asthme, sur les hémorroïdes, sur les médicaments, les aliments interdits, etc. Celui de ces livres que nous avons cru utile de faire connaître, parce qu'il est un abrégé du Thalmud, a pour titre : « LA SECONDE LOI », c'est-à-dire la « MAIN FORTE ». Nous en avons seulement extrait les chapitres relatifs à l'hygiène physique et morale, comme rentrant plus spécialement dans le cadre de nos études climatériques du Nord de l'Afrique.

M. Nathan Carcousse, le savant qui a bien voulu me consacrer ses rares loisirs pour la traduction et les commentaires du texte, était né en 1823. Caractère affable, de formes sympathiques bien que très réservées, très estimé de toute la population algérienne, à cause de sa parfaite droiture et de ses habitudes philanthropiques, cet instituteur de l'Ecole du Thalmud Thora était passionné pour l'étude. Polyglotte érudit, il possédait à fond les idiômes latin, grec, arabe, hébraïque. L'excès de travail et de dévouement l'a enlevé subitement à sa famille et à ses nombreux amis, le 11 août 1878.

En livrant à la publicité le travail ardu qui porte le cachet de sa belle intelligence, je remplis un engagement solennel, contracté envers cet ami, homme de bien dans toute l'acception du mot, qui alliait à un esprit élevé et délicat un ardent patriotisme pour la France (2).

Je devais ce cordial hommage à sa chère mémoire.

----

(1) Histoire de la Médecine arabe, 1876, t. 2.

(2) Voyez le discours prononcé sur la tombe de Nathan Carcousse par son honorable collègue M. Ulmo, directeur de l'Ecole communale de la rue Bleue, à Alger. (Dr E. B.)

Les chapitres de Maimonide, dont il va être question, comportent deux points de vue : 1° étude sur les caractères, ou hygiène morale ; 2° règles relatives à la propreté du corps, à l'alimentation, à l'union des sexes, en un mot, hygiène physique. Je les ai conservés dans l'ordre que leur a donné l'auteur, me bornant à y ajouter quelques notes, les unes bibliographiques, les autres destinées à donner plus de clarté à certains passages qui réclamaient une interprétation explicite.

Inutile de faire ressortir combien l'œuvre de Maimonide a d'intérêt pour les Algériens, l'auteur ayant vécu, observé, professé dans le Nord de l'Afrique. Ses conseils appropriés à notre climat n'en auront acquis que plus de valeur opportune et rationnelle, plus de portée régionale, si je puis m'exprimer ainsi, dans leurs applications pratiques.

PRINCIPES

DE LA

SANTÉ PHYSIQUE ET MORALE DE L'HOMME

CHAPITRE Iᵉʳ.

Hygiène morale ou Règles concernant les caractères.

§ 1ᵉʳ. — Les caractères des hommes sont variés : les uns diffèrent des autres et s'en éloignent considérablement.

Ceux-ci ont le sang chaud, se montrent irascibles et continuellement en colère ; ceux là, dont l'esprit est calme, ne s'emportent jamais ; ou, si cela leur arrive, c'est bien peu marqué, et même à de longs intervalles.

Il est des hommes dont le cœur est très orgueilleux ; d'autres qui sont très humbles ; d'autres tourmentés par des désirs ardents et dont l'âme ne cesse pas de convoiter ; d'autres enfin dont le cœur est pur et ne désire même pas les petites choses dont le corps a besoin.

Il en est dont l'âme est insatiable, qui ne se contenteraient pas de toutes les richesses du monde. On peut leur appliquer cette parole de l'Écriture : « celui qui aime l'argent n'est point rassasié par l'argent, et celui qui aime un grand train n'en est pas nourri. » (1).

---

(1) Ecclésiaste : chap. V, verset 19.

Il en est d'autres qui se restreignent autant qu'ils peuvent ;
ils se contentent de peu, bien que ce peu ne leur suffise point ;
ils ne se mettent pas à la recherche du nécessaire.

D'autres font souffrir leur corps en s'imposant des priva-
tions ; ils ne dépenseraient pas une obole pour leur nourriture,
si ce n'est avec une peine infinie.

D'autres gaspillent sciemment tout leur bien.

Les autres caractères suivent la même échelle d'opposition ;
par exemple, l'homme qui rit toujours et l'homme triste ; l'a-
vare et le prodigue ; le cruel et le compatissant ; le lâche et le
courageux, etc., etc.

§ 2. — Entre chacun de ces extrêmes, il existe des points
intermédiaires de caractères qui diffèrent entre eux.

Parmi ces caractères, il en est d'innés avec l'homme, selon
son tempérament ; d'autres dont la nature humaine est dispo-
sée et toute prête à recevoir ce caractère plutôt qu'un autre.

Chez d'autres, les caractères ne sont pas nés avec l'homme ;
seulement il les a appris d'un autre, ou bien il s'est dirigé de
lui-même vers ce caractère selon son aspiration ; ou bien encore il a entendu dire que ce caractère lui serait avantageux,
qu'il lui conviendrait de l'acquérir et de se conduire d'après
ce caractère, au point que celui-ci s'est gravé dans son cœur.

§ 3. — Les deux extrêmes qui existent entre chaque caractère
ne sont pas bons ; il ne convient pas à l'homme de les suivre
et d'en faire sa loi. S'il trouve son naturel incliné vers l'un
d'eux ou prédisposé à l'un d'eux, s'il reconnait qu'il a appris
l'un d'eux et l'a suivi, il fera sagement de revenir à une meil-
leure voie et de marcher dans le bon sentier qui est le chemin
droit.

§ 4. — C'est une manière d'être intermédiaire, le juste milieu
qui doit se trouver dans le caractère de chaque homme : c'est
celui qui est éloigné des extrêmes, qui en est également éloigné, c'est-à-dire qui n'est pas plus rapproché de l'un que de
l'autre.

C'est pourquoi les anciens sages ont recommandé à l'homme
de placer toujours son caractère devant ses yeux, de le peser,

de le diriger toujours vers le *milieu*, afin qu'il jouisse d'un parfait équilibre de santé. Mais de quelle façon ? C'est-à-dire qu'il ne soit pas enclin à la colère, qu'il ne soit pas prompt à se courroucer ; mais enfin, qu'il ne soit plus non plus comme un mort qui ne sent rien. Il doit rester sur la ligne intermédiaire, c'est-à-dire ne se mettant en colère que pour une chose grave, digne de son indignation, afin qu'il ne fasse plus la même chose une autre fois.

L'homme ne doit désirer que les choses dont le corps a besoin, dont il ne peut se passer pour vivre. Ainsi que l'a dit l'Ecriture : « Le juste mange pour être rassasié à son souhait » (1).

Il ne doit se fatiguer que pour obtenir les choses nécessaires à la vie et selon les besoins du moment ; l'Ecriture a dit : « Il est bon que le juste ait un peu. » (2). Il ne doit pas serrer considérablement sa main (3), gaspiller son bien ; mais il doit faire l'aumône selon ses moyens. Il doit prêter convenablement à l'homme qui est dans le besoin.

Il ne doit pas être railleur, ne pas trop rire, ne pas être trop sérieux ; mais il doit être joyeux toute sa vie, paisible et affable.

Il en est de même des autres caractères.

Telle est la voie des sages : tout homme dont les qualités sont intermédiaires, celui-là est dit : « Hackham » (4).

§ 5. — Mais celui qui s'étudie beaucoup et qui s'éloigne peu du caractère intermédiaire, peu d'un côté, peu de l'autre, celui-là est dit « Hacid » (5). Par exemple ? Celui qui s'éloigne de l'orgueil du cœur jusqu'au dernier degré, dont l'âme est humble, on l'appelle « Hacid » ; c'est la qualité de l'homme modeste.

S'il s'éloigne (des extrêmes) jusqu'au milieu et qu'il soit modeste, il est dit « Hackham ». C'est la sagesse.

Ces règles peuvent s'appliquer à tous les caractères.

---

(1) Les Proverbes ; chap. XIII, verset 25.
(2) Psaumes, chap. XXXVII, v. 16 ; « Le peu du juste vaut mieux que l'abondance de biens de plusieurs méchants. »
(3) C'est-à-dire être avare.
(4) Sage.
(5) Humble.

Les « Haçidim » (1) éloignaient leurs caractères du juste milieu et se rapprochaient des extrêmes. Il est tel caractère qu'on éloigne vers la dernière extrémité, tel autre qu'on éloigne vers l'autre extrémité : cette manière de faire est en-deçà des limites légales.

On nous prescrit de suivre les voies intermédiaires, et ce sont les meilleures : elles sont droites, ainsi que l'a dit l'Ecriture : « l'Eternel ton Dieu t'établira pour lui être un peuple saint, selon qu'il te l'a juré, quand tu garderas les commandements de l'Eternel ton Dieu, et que tu marcheras dans ses voies » (2).

§ 6. — On a appris ce commandement : « L'Eternel, le Dieu fort, pitoyable, clément, tardif à colère, abondant en miséricorde et en vérité » (3). Puisque Dieu a été appelé « Clément », sois clément aussi ; puisqu'il a été appelé « Miséricordieux », sois miséricordieux aussi ; puisqu'il a été appelé « Saint », soit saint aussi (4).

D'après cet enseignement, les Prophètes ont donné à Dieu ces attributs : « Longanime, bienfaisant, juste, droit, intègre, puissant, fort » et autres semblables (5). C'était pour nous faire connaître les voies excellentes et droites et combien l'homme a le devoir de les pratiquer et de ressembler à Dieu selon ses forces (6).

§ 7. — Comment l'homme acquerra-t-il ces qualités ? Jusqu'à ce qu'elles se gravent en lui, qu'il fasse et qu'il répète les mêmes actions selon les manières d'être intermédiaires ; qu'il

---

(1) Les hommes expérimentés, sages.

(2) Deutéronome, chap, XXVIII, vers. 9.

(3) Exode, chap. XXXIV, v. 6 et passim.

(4) Lévitique, chap. XI, v. 43, 44 et passim.

(5) Joël, chap. II, v. 13 ; et les autres prophètes.

(6) Le caractère doux, charitable, craintif même, des Israélites a été souvent méconnu et calomnié. Dans l'antiquité, leur croyance à un seul Dieu et leur répulsion pour l'idolâtrie leur avaient valu la réputation d'êtres misanthropes, haineux, capables des plus abominables cruautés vis-à-vis de ceux qui n'adoptaient point leurs principes religieux. Ne les a-t-on pas pendant longtemps accusés d'immoler des enfants chrétiens ? Et réciproquement les mystères de l'Eucharistie, la Communion du pain et du vin, ne furent-ils pas, longtemps aussi, exploités par des haines judaïques contre les chrétiens que l'on représentait alors comme des anthropophages ? Heureusement les progrès de la civilisation ont mis à néant ces indignes impostures. (Dr E, B.)

y revienne continuellement, jusqu'à ce qu'elles deviennent des actions faciles pour lui : alors il ne se fatiguera pas en les pratiquant et elles se graveront dans son âme.

Et puisque ces attributs ont été donnés au Créateur, ils sont des voies intermédiaires que nous sommes tenus de pratiquer. Cette voie a été appelée « la voie de Dieu » ; c'est celle que notre Père Abraham a enseignée à ses enfants, ainsi que l'Ecriture a dit de lui : « Je sais qu'il commandera à ses enfants, et à sa maison après lui, de garder la voie de l'Eternel, pour faire ce qui est juste et droit. » (1).

Celui qui pratique cette voie appelle à lui le bonheur et la bénédiction, ainsi que l'Ecriture l'a dit : « Afin que l'Eternel fasse venir sur Abraham tout ce qu'il lui a dit. » (2).

CHAPITRE II.

§ 1er. — La maladie physique fait trouver doux ce qui est amer et réciproquement. Il est des malades qui désirent toujours des substances qui ne leur conviennent pas, comme manger de la terre, du charbon, et qui repoussent celles qui leur conviendraient, telles que le pain, la viande, tout cela selon l'importance de la maladie.

Il en est de même des hommes dont l'âme est malade : ils désirent et aiment les mauvaises habitudes, et repoussent la bonne voie, se montrant paresseux à la suivre : elle leur est plus ou moins pénible, selon le degré de leur maladie morale. Esaïe a dit de ces hommes : « Malheur à ceux qui appellent le mal bien, et le bien mal, qui font les ténèbres lumière, et la lumière ténèbres, qui font l'amer doux, et le doux amer » (3). De ceux-là, on a dit : « Ils laissent les chemins de la droiture pour marcher par les voies des ténèbres. » (4).

Comment guérir ces maladies de l'âme ? Il faut que ces hommes ainsi malades se rendent près des sages qui sont les

(1) et (2) Genèse : Chap. XVIII. v. 19.
(3) Chap. V, v. 20.
(4) Proverbes, chap. II, v. 13.

médecins de l'âme et guériront leurs maladies en leur donnant de bons conseils, de bonnes habitudes, jusqu'à ce qu'ils rentrent dans la bonne voie.

A ceux qui ont conscience de leurs défauts et ne vont pas trouver les sages pour se guérir, à ceux-là s'appliquent les paroles de Salomon : « Les fous méprisent la sagesse et l'instruction. » (1).

§ 2. — Comment guérir la colère ? On dit à l'homme qui a ce défaut, que si on l'a frappé, si on l'a injurié, qu'il n'y fasse pas trop attention, qu'il s'efforce de tenir cette conduite jusqu'à ce que la colère ne le domine plus.

S'il est orgueilleux, qu'il s'accoutume le plus complètement au mépris des autres ; qu'il s'asseoie dans les réunions à la dernière place ; qu'il se vêtisse d'habits râpés qui appellent le mépris sur ceux qui les portent ; et autres choses semblables, jusqu'à ce qu'il ait arraché de son cœur l'orgueil et revienne à la voie moyenne, qui est la bonne. Lorsqu'une fois il a trouvé cette voie intermédiaire, qu'il la pratique continuellement.

En prenant pour exemple ce qui vient d'être dit, il doit faire de même pour tous les autres défauts.

S'il est arrivé à un extrême, qu'il se rapproche de l'extrême opposé, qu'il y marche longtemps, jusqu'à ce qu'il arrive à la bonne voie, la voie intermédiaire pour toutes les actions.

§ 3. — Il est des qualités pour lesquelles il n'est pas permis à l'homme de prendre la voie intermédiaire ; il doit alors s'éloigner d'un extrême pour gagner l'extrême opposé. Nous voulons parler de la vanité. La bonne voie ne consiste pas seulement à être modeste, il faut encore être humble. C'est pourquoi il a été dit en parlant de Moïse : « C'était un homme extrêmement humble, plus qu'aucun autre homme qu'il y eût sur la terre » (2), et non pas simplement « modeste. » Aussi nos Sages ont-ils recommandé : « Sois très humble. »

Ils ont dit encore : « Celui qui enfle son cœur, celui-là a nié l'essentiel » (3). C'est pourquoi il a été dit : « Ton cœur

---

(1) Proverbes, chap. I, v. 7.
(2) Nombres : chap. XII, v. 3.
(3) Enfler son cœur, c'est-à-dire, se bouffir de vanité.

s'est enorgueilli, tu as oublié l'Eternel ton Dieu qui t'a tiré hors du pays d'Egypte, de la maison de servitude. » (1).

Et ils ont mis en anathème celui qui a même un grain de vanité.

La colère est un très vilain défaut : l'homme doit s'en éloigner jusqu'à l'extrême opposé. Qu'il s'accoutume à n'y pas tomber, même pour une chose d'une grande importance. S'il veut en imposer à ses enfants ou aux gens de sa maison ou à ses administrés et se mettre alors en colère contr'eux afin qu'ils se corrigent, qu'il fasse voir devant eux qu'il est en colère pour les corriger, mais qu'au dedans il a l'esprit calme. Tel un homme qui fait voir qu'il est en colère, mais qui par le fait ne l'est pas.

Les anciens sages ont dit que « tout homme qui se met en colère est comme s'il avait adoré les astres ». Et ils ont ajouté que « cet homme, s'il est un homme sage, perd sa sagesse ; s'il est Prophète, il perd le don de prophétie » (2).

La vie des gens colères n'en est pas une : aussi les sages ont-ils recommandé à l'homme de s'éloigner de la colère jusqu'à ce qu'il se soit accoutumé à ne plus en sentir l'aiguillon, même pour des choses propres à exciter cette passion. Telle est la bonne voie.

Les hommes justes sont opprimés, mais ils n'oppriment pas ; ils écoutent les injures sans riposter. Ils font tout avec amour, ils sont contents des épreuves. C'est d'eux que l'Ecriture a dit : « Ceux qui t'aiment, ô Eternel, sont comme le soleil quand il sort en sa force » (3).

§ 4. — L'homme doit toujours garder le silence ; il ne doit pas parler, si ce n'est pour les choses de sagesse ou pour les choses dont il a besoin pour son corps. On a dit de Rab, disciple de notre Rabbin le Saint (4) : « De sa vie il n'a jamais

---

(1) Deutéronome, chap. VIII, v. 14.

(2) La colère est ainsi présentée dans les Proverbes de Salomon (chap. XXVI et XXVII) : « La pierre est pesante, le sable lourd, mais la colère d'un insensé est plus pesante que tous les deux.... La colère est cruelle, la fureur sans pitié ; qui pourrait supporter le choc d'un homme emporté ?.... Comme le charbon dans le brasier, le bois en feu, l'homme emporté allume les querelles. » (Dr E. B.).

(3) Juges, chap. V, v. 31.

(4) Ribbinou Hakadosch.

proféré une parole inutile ». Il doit en être ainsi de tout le
monde. Même pour les besoins du corps, l'homme ne doit pas
multiplier les paroles. C'est ce que les sages ont recommandé,
et ils ont dit à ce propos : « Tous ceux qui multiplient inutile-
ment les paroles entraînent sur eux le péché ». Ils ont dit encore : « Je n'ai rien trouvé de meilleur pour le corps, si ce
n'est le silence ».

Aussi bien pour les choses de la Loi que pour les choses de
la sagesse, que les paroles de l'homme soient sobres, mais que
les choses qu'elles expriment soient considérables (1). Les sages
l'ont bien recommandé, en disant : « L'homme doit enseigner
à ses disciples de suivre toujours une voie courte. »

Mais si les paroles sont considérables et les choses qu'elles
expriment de peu d'importance, ce serait folie : aussi a-t-il été
dit : « Comme un songe vient de la multitude des occupations,
de même la voix des fous vient de la multitude des paroles » (2).

§ 5. — La haie de la sagesse, c'est le silence. Aussi l'homme
ne doit pas être prompt à répondre, ni beaucoup parler. Qu'il
enseigne à ses disciples avec calme, posément, sans crier, sans
redondance. Salomon a dit : « Les paroles des gens sages doivent être écoutées plus paisiblement que le cri de celui qui
domine parmi les insensés » (3).

§ 6. — Il est interdit à l'homme de s'accoutumer aux paroles de
flatterie et de séduction : qu'il n'ait pas une chose sur les lèvres
et une autre chose dans le cœur ; que son intérieur soit d'ac-
cord avec son extérieur ; que ce qu'il exprime soit ce qu'il
ressent. Il est défendu de tromper un homme, même un

---

(1) En d'autres termes. « Que l'on dise beaucoup en peu de mots. » — Quant à l'organi-
sation de la justice, la création du Synédrin ou conseil des Septante, des petits tribunaux
de tribu, des prétoires de village, les recommandations d'honnêteté aux juges, témoi-
gnent de l'admirable prévoyance de Moïse. « Tu ne perverțiras point le droit, tu n'auras
point égard à l'apparence des personnes, tu ne prendras aucun présent, car le présent
aveugle les yeux des sages, il corrompt les paroles des sages » (Deutéronome, chap. XVI,
v. 19). D'après la Mischna, le joueur et l'usurier n'étaient admis ni comme juges ni comme
témoins. Le faux témoignage était frappé de la même peine qui aurait atteint celui contre
lequel il était porté (Deutéronome, chap. XIX, v. 18 et 19). Les juges étaient respectés :
« Tu ne médiras point des juges » (Exode, chap. XXII, v. 28). — (Dr E. B.).

(2) Ecclésiaste, chap. V, v. 13.

(3) Ecclésiaste, chap. IX, v. 17.

Kuthéen (1), c'est-à-dire qu'on ne doit pas vendre aux Kuthéens
la chair d'une bête morte pour celle d'une bête égorgée, même
la chaussure faite de la peau d'une bête morte pour celle de la
peau d'une bête égorgée. On ne doit pas insister près de son
ami pour qu'il mange chez soi alors qu'on sait que ce dernier
ne voudra pas accepter : on ne doit pas lui faire des présents,
si l'on sait qu'il les refusera. On ne doit pas ouvrir les am-
phores qu'il a besoin d'ouvrir pour les vendre, dans le but de
le séduire et de lui faire croire que c'est en considération de sa
personne qu'on les a ouvertes.

Il en est de même des autres choses.

On ne doit même pas prononcer une parole de séduction et
de tromperie ; il faut avoir une lèvre de fidélité, un esprit droit,
un cœur pur de toute iniquité.

§ 7.— L'homme ne doit être ni badin, ni railleur, ni chagrin,
ni triste ; il doit être de bonne humeur. Les Sages ont dit : « le
badinage et la légèreté de la tête conduisent l'homme à la dis--
solution des mœurs. »

Les Sages ont recommandé à l'homme de ne jamais sortir
des limites d'une gaieté convenable, de ne pas avoir une figu-
re triste ou chagrine ; il faut, au contraire, accueillir tout le
monde avec affabilité et bienveillance. Il ne doit pas avoir
l'âme insatiable, ni être ardent pour acquérir la richesse, ni
être morose, ni désœuvré. Il doit être modéré dans ses désirs,
s'occuper raisonnablement et s'appliquer à l'étude de la loi. Il
se contentera du peu qui est la part qui lui est assignée.

Il ne faut pas être querelleur, jaloux (2), homme de convoitises,
ni courir après les honneurs. Les Sages ont dit : « la jalousie,
la convoitise et les honneurs abrègent la vie de l'homme. »

Pour nous résumer, nous disons que l'homme doit suivre le
système intermédiaire de chaque manière d'agir, jusqu'à ce que
toutes ses qualités soient dirigées sur le juste milieu. Salomon

---

(1) Les Juifs appelaient ainsi les Samaritains, parce qu'ils habitaient Kutha près
Babylone. Les Samaritains furent toujours en hostilité avec le Roi de Juda. Les deux
peuples ne pouvaient pas se sentir, au point de n'avoir aucun commerce entr'eux.
(Dr E. B.).

(2) « La tranquillité du cœur est la vie du corps, mais l'envie est la vermoulure des
os (c'est-à-dire faire sécher le corps) ». Salomon, prov. chap. XIV. v. 30. (Dr E. B.).

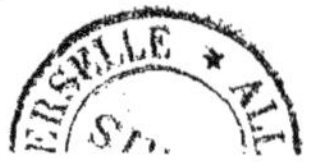

n'a-t-il pas dit : « aplanis le sentier de tes pieds et toutes
tes voies seront affermies. »

CHAPITRE III

§ 1er. — Mais, diriez-vous, puisque la jalousie, la convoitise,
les honneurs et autres choses semblables sont de mauvaises
passions et abrègent la vie de l'homme, nous devons nous en
séparer entièrement, nous en éloigner jusqu'à l'extrême opposé. Nous ne devons pas manger la chair, ni boire le vin, ni
nous marier, ni nous abriter sous un toit convenable, ni nous
vêtir de beaux habits ; nous devons seulement nous affubler
d'un cilice et de laine grossière, et autres choses semblables,
comme les prêtres des adorateurs des astres.

Cette voie est mauvaise ; il est interdit de la pratiquer. Et
celui qui la pratique est pécheur. Car il a été dit du Nazaréen (1) : « il expiera le péché qu'il a commis contre lui-
même (2) ».

Les sages ont dit : « puisqu'on a imposé une expiation au
Nazaréen qui ne s'est interdit que l'usage du vin, combien
davantage devrait-on en imposer à celui qui s'est privé de plusieurs choses ? ». Aussi ont-ils recommandé de ne point nous
priver, si ce n'est des choses que la loi a interdites, et de ne
point faire des vœux, des serments pour nous interdire les
choses licites. Ils ont ajouté : « ce que la loi t'a défendu ne
suffit-il pas ? as-tu besoin d'y ajouter d'autres choses ? »

Ceux qui jeûnent continuellement ne sont pas dans la bonne
voie : les sages ont défendu à l'homme de se faire du mal en
jeûnant. Pour ces choses et autres semblables, Salomon a fait
cette recommandation : « ne te crois pas trop juste et ne te
fais pas trop sage (3) ».

---

(1) Juif qui, sous l'ancienne loi, faisait vœu temporaire ou définitif de conserver sa
chevelure, sa chasteté, de renoncer à toute liqueur fermentée, etc. (Dr E. B.)

(2) Lévitique, chap. V, v. 6.

(3) Ecclésiaste, chap. VII, v. 16.

§ 2. — L'homme doit diriger son cœur et ses actions pour connaître Dieu : que ses actes et ses paroles tendent vers ce but. Mais comment fera-t-il ? Lorsqu'il exerce le commerce ou une industrie, pour acquérir le fruit de son travail, qu'il n'ait pas seulement l'intention d'amasser des richesses, mais que ce soit aussi pour se procurer les choses dont le corps a besoin, telles, le manger, le boire, le logement, le mariage.

De même lorsqu'il mange, lorsqu'il boit, lorsqu'il remplit ses devoirs conjugaux, que ce ne soit pas seulement pour jouir au point de ne manger, de ne boire que les choses agréables au palais, de ne se livrer au rapprochement sexuel que pour le plaisir ; mais il ne doit avoir d'autres intentions, en accomplissant ces diverses actions, que de fortifier son corps et ses membres. C'est pourquoi il ne doit pas manger tout ce que le palais désire comme le chien et l'âne ; mais il doit manger les choses utiles au corps, qu'elles soient amères ou douces, et rejeter celles qui sont mauvaises pour le corps, bien qu'agréables au palais.

Prenons un exemple : celui dont la chair est chaude doit ne manger ni viande, ni miel, ni boire de vin, ainsi que l'a dit Salomon en guise de proverbe : « Il n'est pas bon de manger du miel » (1). Il faut qu'il boive les tisanes d'herbes amères, quoique ce soit amer, parce qu'alors il est dans la position d'un homme qui boit et mange selon les règles de la médecine seulement, afin qu'il soit fort et jouisse d'une bonne santé, puisqu'il n'est possible à l'homme de vivre si ce n'est en mangeant et en buvant.

Lorsqu'il copulera, il ne le fera que pour entretenir la force du corps et pour reproduire son espèce. C'est pourquoi il ne doit pas copuler toutes les fois qu'il en éprouve le désir, mais seulement toutes les fois qu'il s'aperçoit qu'il a besoin de se soulager ou de propager l'espèce (2).

---

(1) Proverbes, chap. XXV, verset 27.

(2) Le judaïsme s'est toujours efforcé de maintenir ses adeptes dans les bonnes mœurs. Ne voyons-nous pas (Rois, lib. 33, chap. XXII) Josias monter à la Maison de l'Eternel, devant tous les hommes de Juda et les habitants de Jérusalem, détruire le Bocage et le réduire en cendres, détruire « les maisons des prostituées qui étaient dans cette Maison, et dans lesquelles les femmes travaillaient à faire des tentes, etc.? » (Verset 7). — (Dr E. B.)

§ 3. — Si celui qui se conduit d'après les règles de l'hygiène, s'est mis dans la tête de ne conserver sains que son corps et ses membres et d'avoir des enfants qui exerceront son industrie et se fatigueront pour ses besoins, celui-là n'agit pas bien. Il doit se préoccuper d'avoir un corps sain et fort pour que son âme soit à même de connaître Dieu, car il n'est pas possible que l'homme comprenne les sciences et y réfléchisse quand il a faim, quand il est malade ou qu'il souffre d'un de ses membres : il doit se mettre dans l'esprit qu'il a besoin d'un fils qui pourra être grand et sage en Israël. Celui qui marche dans cette voie toute sa vie est comme celui qui honore continuellement Dieu, même quand il fait le négoce, même quand il copule, parce que sa pensée est uniquement de se procurer les choses dont il a besoin, afin que son corps soit sain, satisfait pour être à même d'honorer l'Eternel.

Alors même qu'il dort dans l'intention de calmer son esprit et de reposer son corps, pour ne pas tomber malade et afin de pouvoir adorer Dieu, son sommeil est un culte rendu à l'Eternel. Les sages ont recommandé à ce sujet que « toutes vos actions soient en considération de Dieu ». C'est ce que Salomon a dit dans sa profonde sagesse : « Connais Dieu dans toutes tes voies, et il aplanira tes sentiers (1) ».

CHAPITRE IV

Hygiène physique.

§ 1er. — Puisqu'un corps sain et fort est une chose agréable à Dieu et puisqu'il est impossible de connaître Dieu quand on est malade, il est indispensable de fuir les choses qui altèrent le corps et de conduire sa personne dans la pratique des choses qui le fortifient. Les voici :

L'homme ne doit jamais manger que quand il a faim, ni boire que quand il a soif, ni retarder aucune de ses secrétions même une minute.

---

(1) Proverbes, chap. III, v. 6.

§ 2. — Il doit épancher de l'eau ou aller du corps toutes les fois qu'il en sent le besoin.

Il ne doit pas manger jusqu'à ce que son ventre soit rempli, mais il doit diminuer son alimentation dans la proportion d'un quart environ de son soûl.

Au milieu du repas, il ne doit boire qu'un peu d'eau, et encore, d'eau mêlée avec du vin.

Lorsque les aliments commencent à être digérés dans l'estomac, il peut alors boire ce dont il éprouve le besoin ; cependant il ne doit pas boire beaucoup, quand même il croit que cela lui serait nécessaire pour faciliter la digestion.

Il ne doit manger qu'après avoir bien observé s'il n'a pas besoin de satisfaire ses nécessités naturelles.

Il ne mangera qu'après avoir marché avant le repas et donné ainsi de la chaleur à son corps, ou s'être livré à tout autre exercice.

Pour nous résumer, l'homme doit affliger et fatiguer son corps tous les jours, le matin, jusqu'à ce qu'il soit chaud ; il se reposera ensuite quelque peu pour se calmer, et il prendra sa nourriture.

S'il se lave (1) avec de l'eau chaude après avoir fatigué, il agira sagement ; il se reposera ensuite, puis se mettra à table.

§ 3. — Après le repas, l'homme doit rester assis ou couché sur le côté gauche : il ne marchera, ni ne montera à cheval, ni se fatiguera, ni agitera son corps, ni se promènera, jusqu'à ce que les aliments aient été digérés. Celui qui se promène ou qui se fatigue après avoir mangé, s'expose à de graves maladies.

§ 4. — Le jour est composé de 24 heures ; le tiers suffit pour le sommeil, c'est-à-dire huit heures qui doivent finir la nuit proprement dite (2), de telle sorte que depuis le commencement du sommeil jusqu'au lever du soleil il s'écoule huit heures. De cette façon on aura quitté le lit à l'aurore.

§ 5. — On ne doit se coucher ni sur le ventre, ni sur le dos,

---

(1) C'est-à-dire s'il prend un grand bain.
(2) C'est-à-dire les huit heures qui précèdent le jour.

3

mais sur le côté : au commencement de la nuit, sur le côté gauche ; à la fin de la nuit, sur le côté droit.

On ne doit pas se coucher immédiatement après le repas ; il faut attendre trois à quatre heures.

Il est mauvais de dormir le jour.

§ 6. — Pour ce qui est des choses qui relâchent le corps, telles que le raisin, les figues, les mûres, les poires, les melons, le concombre et les fruits de la même espèce, on doit en faire usage avant le repas, ne pas les mêler aux autres aliments, et attendre quelque peu jusqu'à ce qu'ils soient sortis de l'estomac supérieur (1), alors on mangera la nourriture ordinaire.

Quant aux choses qui constipent, resserrent le corps, telles que la grenade, les coings, les pommes, etc., on les doit manger immédiatement après le repas, mais avec une extrême modération.

§ 7. — Si l'on doit manger la chair des volatiles en même temps que celle d'autres animaux, il faut commencer par la première de ces viandes.

Si la nourriture se compose d'œufs et de chair des volatiles, on commence par les œufs.

S'il y a à manger du petit et du gros bétail, on débutera par le petit.

On doit toujours commencer par ce qui est léger et finir par ce qui est lourd.

§ 8. — En été, il convient de manger les mets froids, de ne pas multiplier les condiments, de faire usage des choses acides.

En hiver, on mangera des aliments chauds, on fera usage des condiments, on mangera peu de moutarde, d'assa-fœtida (2).

Les mêmes règles seront suivies dans les climats chauds et

---

(1) Evidemment Maimonide entend par « estomac supérieur » l'estomac proprement dit dans lequel s'opère la transformation première des aliments en chyme. (Dr E. B).

(2) Il ne faut pas s'étonner de voir l'assa-fœtida, dont l'odeur est fétide, employée comme assaisonnement : dans l'Orient, notamment dans l'Inde, en Perse, etc., cette substance a, de temps immémorial, figuré dans la préparation des aliments. (Dr E. B).

les climats froids ; car en chaque lieu, il faut faire ce qui lui convient.

§ 9. — Certains aliments sont funestes, l'homme n'en doit pas user : tels sont les gros poissons salés et vieux, le fromage salé et vieux, les truffes, les champignons, la viande salée et vieille, le vin sortant du pressoir, les mets qui ont séjourné (dans les vases) jusqu'à acquérir une mauvaise odeur.

Les aliments qui sentent mauvais ou dont le goût est amer sont un poison pour le corps ; l'homme n'en doit donc manger que fort peu et encore à de longs intervalles ; il se gardera bien d'en faire ses repas constants ou de les mêler aux autres aliments dans tous ses repas. Tels sont les grands poissons, le fromage, le lait trait depuis 24 heures.

La chair de gros bœufs et du grand bouc, les fèves, les lentilles, les pois chiches, le pain d'orge, le pain azyme (1), le chou, le poireau, les oignons, l'ail, la moutarde, les radis noirs, constituent de mauvais aliments ; on n'en doit manger que fort peu, et en hiver, mais jamais en été. Et même pour les fèves et les lentilles, on n'en devrait manger ni en été ni en hiver.

On mange la courge en été.

§ 10. — D'autres aliments sont encore mauvais, mais à un degré moindre que les précédents, par exemple, les volatiles d'eaux, les petits pigeons, les dattes, la pâte frite ou pétrie avec de l'huile, la farine qu'on a ventilée au point de lui enlever toute trace de son, la saumure et les sauces faites avec du poisson salé. Il convient de ne pas trop multiplier l'usage de ces substances (2).

____

(1) C'est-à-dire sans levain : pain dont les Israélites font leur nourriture exclusive, comme pain, pendant tout le temps de leur pâque. (Dr E. B.)

(2) La recommandation d'être très modéré dans l'usage d'une alimentation animale se retrouve dans toutes les législations orientales, et constitue, même de nos jours, un principe élémentaire d'hygiène physique et morale. Les reproches adressés à la loi sanitaire de Moïse ne semblent pas toujours justifiés, parce qu'on ne se reporte pas assez aux temps, aux mœurs, aux nécessités de l'époque. Ce génie permettait la viande de bœuf, de mouton, cerf, daim, buffle, chamois, chevreuil, bœuf sauvage, giraffe, les poissons à nageoires et écailles, les oiseaux nets (chap. XIV du Deutéronome, v. 3 à 21). Il proscrivait les animaux inférieurs comme moins purs *à priori*, ainsi les insectes, les reptiles ; le chameau comme étant d'une utilité permanente et ayant une chair peu di-

L'homme sage, qui sait se maîtriser, qui ne se laisse pas aller à son désir et qui ne mange pas de ces aliments (à moins d'y être forcé pour sa guérison et à titre de médicaments), celui-là est un homme fort.

§ 11. — L'homme doit s'abstenir des fruits des arbres, en manger fort peu, même quand ils sont secs ; inutile d'ajouter qu'il n'en doit pas prendre quand ils sont frais. Avant qu'ils soient complètement mûrs, ils sont très nuisibles au corps. Il en est de même des caroubes qui sont toujours malsaines, ainsi que des fruits acides : on ne saurait en manger que fort peu en été et dans les pays chauds.

Les figues, les raisins, les amandes sont toujours bons, qu'ils soient frais ou secs. On peut en manger autant qu'on en éprouve le désir, mais il n'en faut pas prendre constamment, quoiqu'ils valent mieux que les autres fruits des arbres.

§ 12. — Le miel et le vin sont mauvais pour les enfants, mais salutaires aux vieillards, surtout en hiver.

L'homme doit manger en été les deux tiers de ce qu'il mangerait en hiver.

---

gestible ; le lièvre et le lapin, à cause de leurs fréquents parasites ; le porc, parce qu'il donnait lieu à des maladies de peau (lèpre, dartres) et que sa chair, difficile à digérer, pouvait transmettre des affections vermineuses ; les poissons sans écailles ni nageoires, parce qu'ils naissent et se développent dans des eaux vaseuses ; les coquillages, en raison des accidents gastro-intestinaux auxquels leur usage donne souvent lieu ; les oiseaux de proie (aigle, orfraie, faucon, corbeau, chat-huant, hulotte, coucou, épervier, chouette, hibou, cygne, cormoran, pélican, plongeon, cigogne, héron, huppe, chauve-souris, etc.), dont la chair est coriace. Le sang, d'après les Anciens, contenait le principe de la chaleur vitale, et — d'après les préjugés de l'époque — les émanations divines, les démons familiers (les germes des maladies ?) ; aussi l'usage en était-il formellement défendu comme aliment : « l'âme de toute chair est dans son sang ; il lui tient lieu d'âme ; quiconque en mangera, sera retranché, etc. » (Lévitique, chap. XVIII, v. 11 et 14). Ces prescriptions alimentaires allaient jusqu'à prévoir les cas où la nécessité pouvait forcer à les enfreindre ; ainsi le verset suivant (15) du même chapitre stipule : « Si quelqu'un, tant celui qui est né au pays que l'étranger, mange de la chair de quelque bête morte d'elle-même ou déchirée par les bêtes sauvages, il lavera ses vêtements, se lavera avec de l'eau, et il sera souillé jusqu'au soir, et après cela il sera net » (voyez aussi le verset 21 du chap. XIV du Deutéronome et le verset 8 du chap. XXII du Lévitique qui contient un nouvel exemple des lois de police sanitaire si sagement comprises par le prophète hébraïque : « Il ne mangera point de chair d'aucune bête morte d'elle-même, crainte de se souiller. » C'était bien là, en effet, prévenir les accidents résultant de l'ingestion d'une viande malsaine, corrompue, malade ou virulente, etc., et les connaissances approfondies des Rabbins qui faisaient et font encore aujourd'hui office de Vétérinaires-experts, devaient être fort étendues si l'on en juge d'après les minutieux détails des traités du Thalmud traduits par M. le Docteur Rabbinowicz). (Dr E. B.).

§ 13. — Chacun doit faire en sorte que le ventre soit toujours relâché, tout au moins très près de la liberté fonctionnelle. Un grand principe en médecine, c'est que quand un homme est constipé ou a de la peine à évacuer, une mauvaise maladie est imminente.

Si l'homme est un peu constipé, comment pourra-t-il faciliter l'évacuation intestinale ? S'il est jeune, il prendra de bon matin des herbages cuits à l'eau et assaisonnés avec de l'huile d'olives, une sauce au poisson salé (1) et du sel, mais sans pain. Il pourra prendre aussi une tisane de blette ou de chou avec de l'huile d'olives, une sauce au poisson salé et du sel (2).

S'il est âgé, il avalera le matin du miel délayé dans de l'eau chaude, et il attendra quatre heures avant de prendre son repas habituel. Il répétera ce régime le lendemain, ou 3 et 4 jours, si cela est nécessaire, jusqu'à ce que le ventre soit redevenu libre.

§ 14. — Autre principe pour la santé du corps : Toutes les fois qu'un homme s'occupe ou se fatigue beaucoup, qu'il ne se rassasie pas et que son ventre reste libre, il n'est jamais malade, sa force reste grande, lors même qu'il ferait usage de substances malsaines.

§ 15. — Celui qui est toujours au repos, qui n'est pas occupé et n'accomplit pas ses excrétions au moment voulu, dont le ventre est resserré, quand même il mangerait des choses saines et se conduirait selon les règles de l'hygiène, celui-là sera toujours souffrant et faible.

L'excès dans le manger est un poison et l'origine de bien des maladies.

La plupart des indispositions dont l'homme est atteint ne proviennent que de mauvais aliments ou de l'ingestion surabondante d'aliments quand même ils seraient bons et sains. Salomon a dit : « Celui qui observe sa bouche et sa langue se préserve de bien des malheurs » (3). C'est comme s'il avait dit:

---

(1) Serait-ce de la saumure ? (Dr E. B.).

(2) Répétition de ce qui a été dit deux lignes plus haut, mais que nous avons respectée dans le texte. (Dr E. B.)

(3) Proverbes, chap. XIII, v. 3.

« Celui qui s'abstient de manger ce qui est mauvais, ou bien celui qui ne mange pas jusqu'à satiété et qui modère sa langue, si ce n'est pour le nécessaire, etc. »

§ 16. — On doit prendre un bain tous les sept jours, mais jamais immédiatement après manger, ni quand on a faim : il faut attendre que les aliments commencent à être digérés.

On doit laver son corps avec de l'eau chaude et non bouillante, la tête seulement avec de l'eau assez chaude pour brûler la peau. On lave ensuite le corps avec de l'eau tiède, puis avec de l'eau de moins en moins tiède, jusqu'à se servir d'eau froide.

On ne mettra jamais sur sa tête de l'eau ni tiède ni froide.

On ne doit pas se laver le corps avec de l'eau froide en hiver.

On ne doit se laver qu'après avoir provoqué la transpiration et fait frotter son corps.

Le séjour au bain ne sera pas prolongé ; sitôt après la sudation et les frictions, on fera les ablutions et l'on sortira.

Avant d'entrer au bain comme après l'avoir quitté, on doit s'observer pour savoir si l'on n'a pas besoin de procéder aux excrétions naturelles. On doit agir de même avant et après les repas, avant et après la copulation, avant et après chaque exercice, avant et après le sommeil, et, en comptant bien, dans dix circonstances.

§ 17. — En sortant du bain, il faut mettre ses vêtements et se couvrir la tête dans l'intérieur même de l'établissement, afin de ne pas avoir froid. Même en été, on doit prendre ces précautions.

Après la sortie de l'étuve, on attendra quelques instants, jusqu'à ce que la respiration soit calmée, que le corps soit reposé, que l'excès de chaleur ait disparu ; puis l'on pourra manger.

Ce sera une chose excellente de dormir un peu en sortant du bain, mais avant de manger.

On ne doit pas boire d'eau froide en sortant du bain, et, à plus forte raison, étant dans le bain. Mais si l'on ne peut résister à la soif en quittant le bain, on boira de l'eau mélangée à du vin ou avec du miel.

En hiver, il sera avantageux de se frictionner avec de l'huile après les ablutions du bain.

§ 18. — On ne doit pas prendre l'habitude de se faire saigner souvent, à moins d'une nécessité absolue. On ne saurait le faire, en tout cas, ni en hiver ni en été, mais un peu au mois de Nissane (1) et quelque peu au mois de Ticheri (2).

Après 50 ans, on s'abstiendra de l'usage de la saignée.

On n'entrera jamais au bain le jour de cette opération, on ne la subira pas non plus en arrivant de voyage.

Le jour de la saignée, il faut manger un peu moins que d'habitude, se reposer, ne point se fatiguer, ne pas se livrer au travail, ne se donner aucun mouvement.

§ 19. — La copulation c'est la force du corps, c'est la vie, c'est un luminaire pour les yeux ; mais lorsqu'on en abuse, le corps est consumé dans sa vigueur, la vie est anéantie. Salomon l'a bien dit dans sa sagesse : « Ne donne pas ta force aux femmes (3). »

Quiconque est plongé dans l'abus des femmes se voit assailli par la décrépitude ; sa force est perdue, ses yeux affaiblis ; une mauvaise odeur s'exhale de sa bouche, de ses aisselles ; ses cheveux, ses sourcils, ses cils tombent.

Les poils de la barbe, des aisselles, des jambes se multiplient au contraire ; les dents s'ébranlent et tombent. En outre, d'autres maladies sont imminentes. Les médecins ont dit : « Un homme sur mille meurt de maladie ordinaire, et mille par l'abus des femmes. » Aussi doit-on prendre ses précautions à ce sujet, si l'on veut vivre sans souffrances.

On ne doit copuler que quand on se croit sain et très fort.

Lorsque l'homme est en état d'érection, d'une manière naturelle et inconsciente, et qu'après avoir dirigé ses pensées vers d'autres sujets il sent l'érection persister, qu'il éprouve des lourdeurs dans les reins, que les cordons des testicules sont

---

(1) Premier mois du printemps.
(2)　　Id.　　de l'automne.
(3) Proverbes : Ch. XXXI, v. 3.

comme tendus et que sa chair est chaude, c'est qu'il a besoin
de copuler, et il est alors hygiénique de le faire (1).

On ne doit pas se livrer au rapprochement sexuel quand on
est rassasié ni quand on a faim ; il faut toujours attendre que
les aliments soient digérés.

Avant comme après la copulation, on doit s'observer pour
voir si le besoin d'uriner ou d'aller à la selle n'est pas urgent.

Il ne faut pas se livrer au rapprochement sexuel debout ou
assis, ni au bain, ni le jour où on a été au bain, ni le jour
d'une saignée, ni au moment de se mettre en voyage ou d'en
être revenu, etc.

§ 20. — A celui qui se conduit d'après toutes les règles pré-
cédentes, nous garantissons qu'il ne tombera jamais malade
jusqu'à ce qu'il devienne vieux, et qu'il mourra sans avoir eu
besoin de médecin ; il jouira d'un corps sain et de toute la vigueur de ses forces, à moins qu'il n'ait eu un corps mal cons-
titué dès sa naissance, ou qu'il n'ait été habitué aux mauvaises
choses depuis qu'il est venu au monde, ou qu'il ne soit frappé
par une épidémie (2) ou la famine.

(1) Ces minutieux détails sur la réglementation du fonctionnement des organes géni-
taux sont conformes aux préoccupations hygiéniques qui avaient inspiré au judaïsme
l'utilité de la circoncision comme moyen préservatif de l'infection vénérienne. Dans le
Ch. XVII, vers. 10 à 15 et 23 à 27, de la Genèse, on a vu Abraham se circoncire, circoncire son fils et tout le personnel de sa maison : pratique imposée plus tard par Moïse au
peuple hébreu (Exode, ch. XII, v. 44 à 48). Elle s'est conservée, en tous pays, chez les
Israélites qui l'appliquent au 8e jour de la naissance. — D'après des renseignements
récemment pris près de *circonciseurs juifs*, M. Bloch établit que l'on ne rencontre que
deux fois sur cent des prépuces rudimentaires, une seule fois sur cinq cents enfants l'absence complète du prépuce. — (Dr E. B.).

(2) Le sens profond d'observation, qui caractérise le législateur hébraïque, lui fit éta-
blir d'une façon vraiment remarquable les symptômes de certaines affections *épidémiques*
ou *contagieuses*, et tracer avec sagacité les mesures prophylactiques et sanitaires les
plus complètes. On en trouve une preuve éclatante dans les chapitres XIII et XIV du
Lévitique : Moïse y décrit les signes de la lèpre, de la teigne, de la gale, la nécessité
de séquestrer le malade pendant des périodes plus ou moins réitérées de sept jours : dès
que le souillé aura été reconnu par le sacrificateur guéri de la teigne, il lavera ses vêtements et sera déclaré net (Chap. XIII, vers. 34) ; si le patient a une lèpre ulcérée, il
demeurera seul, sa demeure sera hors du camp (vers. 46), et le vêtement soit de laine,
soit de lin, soit de pelleterie qui aura été souillé par le sang de la lèpre rongeante, sera
brûlé au feu (vers. 52). Le lépreux reconnu guéri sera purifié par des aspersions de sang
de passereau dans lequel on aura trempé du bois de cèdre, du cramoisi (kermès) et de
l'hysope : puis *il lavera ses vêtements et son corps*, rasera tout son poil, retournera au
camp, mais ne pourra rentrer dans sa tente qu'au bout de huit jours (chap. XIV, en
entier) ; et Moïse ajoute (vers. 54) « Telle est la loi de toute plaie de lèpre, de teigne,
de lèpre de vêtement et de maison, de tumeur, de gale, et de bouton ». Il ordonne même

§ 21. — Les règles rationnelles que nous avons exposées ne doivent être suivies que par un homme sain : le valétudinaire, le malade dont un membre est affecté, ou qui a contracté de mauvaises habitudes depuis de longues années, doivent suivre des règles particulières qui seront exposées dans notre Ouvrage sur la Médecine.

§ 22. — Le changement d'habitudes est le commencement d'une maladie.

Dans les localités où il n'y a pas de médecin, l'homme sain et l'homme malade ne doivent pas se départir des préceptes que nous avons posés dans ce chapitre. Les conséquences en seront bonnes pour eux.

Toute cité où ne se trouveraient pas les dix choses écrites ci-après, ne doit pas être habitée par le disciple d'un Sage, savoir : 1° Un médecin (1) ; 2° un artisan ; 3° un bain ; 4° un lieu

---

(Nombres, chap. V, vers. 2) « De chasser du camp, tout lépreux ou qui sera devenu impur pour avoir touché un mort ». Le reste de ce chapitre est consacré aux « souillures » contractées par les femmes qui ont trompé leur mari, et dont « la cuisse pourrira et le ventre enflera ». Plus loin (chap. XIX), tout homme qui a touché le cadavre d'un individu doit, pour se purifier, laver tout son corps et ses vêtements ; et la désinfection de l'assemblée des Israélites se fera par une aspersion et une lotion avec de l'eau des cendres d'une jeune vache entièrement consumée par le feu. La démolition complète d'une maison habitée par un individu atteint de lèpre rongeante, et le recrépissage de la demeure de celui qui aura une lèpre sans plaie sont prescrits par les vers. 45 et 48 du chap. XIV du Lévitique.

L'hérédité morbide n'est-elle pas indiquée dans les versets 5 et 6 du chap. XX de l'Exode : « Je suis ton Dieu qui punit l'iniquité des pères sur les enfants en la 3e et 4e génération, et qui fait miséricorde en mille générations à ceux qui gardent mes commandements » ? — (Dr E. B.).

(1) De tout temps, les Israélites ont eu des médecins et les ont tenus en grand honneur. Ainsi : « Joseph commanda aux médecins qu'il avait à son service d'embaumer son père » (Genèse, chap. L, vers. 2). — Si, dans une querelle, l'un a frappé l'autre d'une pierre ou du poing et que celui-ci soit obligé de se mettre au lit, l'agresseur le dédommagera pour son interruption de travail et le fera guérir entièrement. » (Exode, chap. XXI, vers. 18 et 19). La médecine légale était exercée par les sacrificateurs : « Quand une affaire te paraîtra trop difficile pour juger entre le sang et le sang, entre la plaie et la plaie, tu viendras aux sacrificateurs qui sont de la race de Lévy et au juge, et tu les consulteras. » (Deutéronome, chap. XVII, vers. 8 et 9, et chap. XXI. vers. 5).

Du reste, le Docteur Rabbinowicz a récemment exposé les traditions médicales contenues dans le Thalmud (2e siècle après J.-C.), dans lesquelles on peut reconnaître l'état avancé des dissections anatomiques de l'homme et des animaux au point de vue de la pathologie comparée et du développement des fœtus, des notions très étendues en ostéologie, en physiologie, en médecine légale (diagnostic différentiel des taches de sang, menstruation, grossesse, impuissance, viabilité, signes de la mort), en chirurgie (suture des plaies, anesthésie, prothèse, luxations, embryotomie, dents artificielles, ventouses scarifiées), en médecine (lèpre, alopécie, spermatorrhée, hydropisie, rage,

d'aisances ; 5° des cours et sources d'eau (1) ; 6° une synagogue ; 7° un instituteur; 8° un scribe; 9° un collecteur de charité; 10° un tribunal pour frapper les délinquants et les incarcérer.

CHAPITRE V

§ 1er. — De même que le Sage se reconnaît et à sa conduite et à ses qualités morales, qu'il est distingué par ses mérites particuliers des autres hommes, de même il doit se faire con-

---

polype, etc.), en pharmacie (pommades, vomitifs), en police sanitaire (quarantaines), etc.

De tout temps, les sages-femmes ont exercé leur ministère chez les Israélites : dans la Genèse, chap. XXXV, vers. 17, quand Rachel, épouse de Jacob, est dans une phase difficile de l'accouchement, la sage-femme lui dit : « Ne crains rien, car tu auras encore un fils. » — Quand Moïse, en route pour retourner en Egypte, tombe malade, c'est sa femme Séphora « qui prit un couteau tranchant et en coupa le prépuce de son fils. » (Exode, chap. IV, vers. 25), etc. (Dr E. B.).

(1) La question des eaux abondantes a toujours beaucoup préoccupé le législateur judaïque; le Deutéronome, 5e livre de Moïse, entre à ce sujet dans de minutieux détails au point de vue de la propreté individuelle. « S'il y a quelqu'un d'entre vous qui ne soit point pur, pour quelque accident qui lui soit arrivé de nuit, alors il sortira hors du camp, et sur le soir il se lavera avec de l'eau, et aussitôt que le soleil sera couché, il rentrera dans le camp. » (Vers. 10 et 11 du chap. XXIII du Deutéronome). En outre de ces ablutions personnelles, Moïse prescrivait les lotions contre les souillures de tout cadavre. « Celui qui touchera un corps mort, de quelque personne que ce soit, sera souillé sept jours ; il se purifiera avec de l'eau de purification (eau de cendres de jeune vache) le 3e jour, et au 7e jour il sera pur... Quiconque touchera, dans les champs, un homme tué par l'épée, ou quelque mort, ou quelqu'os d'homme, ou un sépulcre, sera souillé sept jours ; et il sera purifié comme ci-dessus. (Vers. 11, 12, 14, 16 du chap. XIX des Nombres).

Le chapitre XV du Lévitique consacre ses 33 versets aux pertes des hommes et des femmes, aux ablutions imposées dans ces cas, au lavage obligatoire des vêtements, des lits, des objets touchés, etc.

Le chapitre XII du même livre oblige la femme qui vient d'accoucher à une purification de 33 jours pour un enfant mâle et de 66 jours pour un enfant femelle. N'était-ce point là une excellente mesure préventive de la fièvre puerpérale et par suite protectrice de la santé du nouveau-né?

Au chapitre XVIII, vers. 4 de la Genèse, que dit Abraham aux trois voyageurs ? « Prenez un peu d'eau et lavez vos pieds. » Au chapitre suivant, c'est Loth qui s'exprime de même à ces hommes : « Retirez-vous maintenant dans la maison de votre serviteur, logez-y cette nuit ; lavez aussi vos pieds, etc., (vers. 2). Des historiens prétendent même que les Hébreux faisaient aussi une ablution générale avant chaque repas, que les prêtres se lavaient et même se baignaient avant chaque office.

Les bains de rivières étaient familiers aux Hébreux : on prétend même qu'ils pratiquaient les bains de vapeurs et en auraient transmis l'habitude aux Turcs.

Les habitudes de propreté, inculquées par les lois sanitaires de Moïse, se retrouvent encore dans la coutume de blanchir à la chaux toutes les pièces et même les jointures des parquets de leurs habitations, au retour annuel de leur Pâques, et même de renouveler à ce sujet tous les objets de leur vaisselle et de leur batterie de cuisine. (Dr E. B.).

naitre par ses actions, par sa manière de manger, de boire, de copuler, de faire ses nécessités, de parler, de marcher, de se vêtir, d'administrer ses biens, de faire le commerce.

Toutes les choses que nous venons d'énumérer doivent être excellentes et profitables, mais comment?

Le disciple du Sage ne doit pas être gourmand, mais il doit manger ce qui est nécessaire pour donner de la force à son corps : il ne doit donc pas manger avec excès, ni être à la recherche des occasions de bien remplir son ventre, à l'instar de ceux qui se gonflent d'aliments, de boissons, jusqu'à ce que leur panse soit pleine. C'est à eux qu'a été appliquée par tradition cette parole de l'Ecriture : « J'aspergerai le fumier sur vos faces » (1).

Les Sages ont dit que les gens qui mangent et boivent et convertissent leur temps en fêtes et s'écrient : « Mangeons et buvons, car nous mourrons demain », sont ceux dont il vient d'être question : c'est la manière de manger des impies, leur table a été stigmatisée par ces paroles de l'Ecriture : « Leurs tables sont remplies de vomissements et d'ordures » (2).

Le Sage ne doit manger qu'un seul mets ou deux, n'en user que ce qui est suffisant à la vie. C'est ce que Salomon a recommandé : « Le juste mange pour être rassasié » (3).

§ 2. — Lorsque le sage mange le peu qui lui est indispensab'e, il ne doit le prendre que dans sa maison ou à sa table, et non pas dans sa boutique ou dans la rue, à moins d'une nécessité impérieuse, afin de ne pas être méprisé par les gens. Il ne doit pas manger chez les gens du peuple, ni aux tables remplies « de vomissements et de fumier ».

Il ne faut pas multiplier ses repas en tous lieux, même avec les Sages.

Evitez d'assister aux repas où il y a un grand nombre de personnes ; il convient de ne prendre part qu'aux repas obligatoires ou officiels, tels que fiançailles, noces, etc., d'un disciple de Sage, qui s'est marié avec la fille d'un autre disciple de Sage (4).

---

(1) Malachie : chap. II, vol. 3.
(2) Esaie : chap. XXVIII, v. 8.
(3) Proverbes : chap. XIII, v. 25.
(4) C'est-à-dire d'un homme de la même condition que lui.

Les justes et les hommes pieux de l'antiquité n'avaient jamais mangé qu'à leur propre table.

§ 3. — Quand le Sage boit du vin, il n'en prend que ce qui est nécessaire pour dissoudre les aliments ingérés (1).

Celui qui s'enivre commet un péché, devient méprisable et perd sa sagesse.

S'il s'enivre en présence des hommes du peuple, il blasphème Dieu.

Il est défendu de boire du vin entre les deux repas du jour, fût-ce un peu, si ce n'est en mangeant : car, la boisson prise pendant le repas n'enivre point. On ne doit se précautionner que contre le vin pris en dehors des repas.

§ 4. — Bien qu'il soit permis à l'homme d'avoir toujours des rapports avec sa femme, il convient que le disciple du Sage se conduise avec sainteté. On ne doit pas toujours le trouver auprès de sa compagne, comme un coq, mais bien les vendredis soir, si ses forces le lui permettent. Il ne doit se livrer à ces rapports sexuels ni au commencement de la nuit quand sa digestion n'est pas terminée, ni à la fin de la nuit parce qu'il est à jeun, mais seulement au milieu de la nuit quand les aliments sont bien élaborés dans l'estomac. Il ne se conduira pas trop légèrement en pareille circonstance, ne flétrira point ses lèvres par des expressions triviales, même en parlant à sa femme. Nous savons par la tradition que l'homme rendra compte à Dieu des paroles légères qu'il aura dites, même à son épouse.

L'homme et la femme ne doivent être ni ivres, ni paresseux, ni tristes. Le mari ne doit pas forcer la femme à la copulation, celle-ci ne doit avoir lieu que d'un consentement mutuel. Le mari doit s'entretenir et rire quelque peu avec sa compagne, jusqu'à ce qu'il se sente disposé à l'acte sexuel ; il copulera

---

(1) Si les Israélites ont, de tout temps, apprécié les avantages de boire du vin, c'est que les produits de leurs vignes étaient renommés : témoins les vins célèbres de Gaza, de Sarepta, de Bethléem, d'Éphraïm, etc. « Me ferait-on quitter mon bon vin de Gaza qui réjouit les dieux et les hommes » lit-on dans les Juges (chap. IX, vers. 13). — Ces fameux vins tiraient sans doute leur suprématie de l'unité de cépage si formellement prescrite par Moïse : « Tu ne planteras pas ta vigne de diverses sortes de plants, de peur que le tout (le plant que tu auras planté et le produit de toute la vigne) ne soit souillé. » (Deut. chap. XXII, vers. 9). — Dr E. B.

alors avec pudeur et non avec audace, puis se retirera aussitôt
après.

§ 5. — Celui qui se conduit toujours ainsi non seulement pu-
rifie et sanctifie son âme, mais encore aura l'avantage d'obtenir
des enfants beaux, pudiques et capables d'acquérir la sagesse
et la piété.

Tandis que celui qui a les habitudes des gens du peuple qui
marchent dans les ténèbres, aura des enfants comme les leurs.

§ 6 — Les disciples des Sages doivent être réservés, ne point
s'exposer au mépris, ne se découvrir ni la tête ni les autres
parties du corps, même lorsqu'ils vont dans les endroits consacrés aux besoins de la nature. Lorsqu'ils font leurs nécessités,
ils ne doivent pas ôter leurs vêtements jusqu'à ce qu'ils s'as-
soient, ni se nettoyer en se servant de la main droite ; ils auront soin de se cacher de la vue des hommes ; aussi se ren-
dront-ils dans l'endroit le plus reculé de l'habitation, dans le
coin le plus éloigné d'une ville.

Si le disciple du Sage se pose derrière une haie, il s'écartera
assez de son camarade pour que ce dernier ne l'entende pas
s'il venait à faire quelque bruit.

Va-t-il à la selle dans une plaine ? il doit se mettre à l'écart,
de telle façon que son voisin ne voie pas ses parties sexuelles.
Et en ce moment-là, il ne doit pas prononcer une seule parole,
même pour une chose indispensable.

Toutes les réserves qui précèdent seront observées même
pendant la nuit.

L'homme doit prendre l'habitude d'évacuer le matin et le
soir, afin de ne point être obligé de se dérober aux regards de
ceux avec lesquels il se trouve.

§ 7. — Le disciple du Sage ne doit pas crier quand il parle,
tout comme les animaux. Loin d'élever la voix d'une façon
exagérée, il parlera posément avec tout le monde.

Quand il converse avec calme, il doit avoir soin de ne pas
s'écarter, au point de paraître un homme fier.

Il saluera le premier tout le monde, afin de gagner la sym-
pathie des gens.

Il doit toujours présumer que les hommes sont de bonne foi.

Il doit faire l'éloge de son prochain, et non sa critique.

Il doit aimer la paix et la rechercher.

Lorsqu'il voit que ses paroles sont utiles et écoutées, il doit continuer à parler; dans le cas contraire, il se taira.

Il ne faut pas chercher à apaiser son voisin, quand il est en colère, ni le questionner sur son vœu au moment où il vient de le faire; on n'interviendra dans ces circonstances que quand ses esprits seront calmés.

Ne jamais chercher à consoler son voisin pendant que le défunt est encore devant lui; ne le tenter que quand celui-ci aura été inhumé (1).

Dans les moments critiques, ne pas essayer de voir son voisin; au contraire se dérober à lui. Ne jamais répéter ses paroles, n'y rien ajouter, n'en rien retrancher, si ce n'est pour des paroles de paix et autres semblables.

En un mot, on ne doit s'entretenir que de choses relatives à la sagesse, à la bienfaisance et sujets analogues.

Ne jamais parler dans la rue avec une femme, même avec la sienne, ni avec sa propre sœur, pas même avec sa propre fille (2).

---

(1) Les Israélites ont conservó l'antique habitude d'enterrer les morts peu de temps après la cessation apparente de toute manifestation vitale. Cette pratique est en opposition avec nos ordonnances modernes de police; mais il faut se rappeler que les Hébreux avaient pour défense formelle de laisser un cadavre humain passer la nuit dans l'habitation, le camp ou la ville, et que le corps déposé en dehors des murs dans une fosse ouverte, restait ainsi soumis à l'examen pendant plusieurs jours, jusqu'à l'apparition très évidente des signes certains de décomposition. On évitait ainsi les exemples, encore trop fréquents à notre époque, de corps inhumés vivants et de maladies contagieuses ou épidémiques. Le Docteur Perles a fait remarquer que chez les Hébreux la fosse était toujours creusée dans un sol rocailleux, bien étanche, protégée convenablement contre l'approche des bêtes sauvages. (Dr E. B.).

Les Israélites ont certainement connu la crémation, mais ils ne la pratiquaient que pour les rois, ainsi que l'indiquent ces paroles de Jérémie à Sedecias, roi de Juda : « Tu mourras en paix, et on fera brûler sur toi des choses aromatiques, comme on en a brûlé sur tes pères, les rois précédents. » (Chap. XXXIV, vers. 5). (Dr E. B.).

(2) Ce respect de la femme n'avait pas seulement un but de moralité, mais aussi une portée sociale en prévenant les infanticides et en assurant la fécondité des familles. L'avortement était rare chez les Israélites, d'une part parce qu'elles se mariaient vers 12 ou 13 ans, d'un autre côté parce que le séducteur était condamné à épouser sa victime. (Deutéronome, chap. XXII, vers. 29). La virginité était publiquement démontrée, sitôt après le mariage, par la présentation du drap maculé de sang aux anciens de la ville. (Ibid. vers. 17). Le frère était — et est encore — obligé de se marier avec la veuve de son frère mort sans laisser de progéniture. La facilité du divorce devenait une barrière à la prostitution clandestine, etc., etc. (Dr E. B.).

§ 8. — Le disciple du Sage ne doit tenir ni le corps trop droit, ni la tête haute, ainsi que l'a dit l'Ecriture : « Les filles de Sion se sont élevées, ont marché le cou tendu (1), en fesant des signes des yeux, etc. » (2).

Il ne doit pas marcher à petits pas comme les femmes et les hommes fiers, ainsi que le blâme l'Ecriture : « Elles marchent à petits pas, d'une manière affectée, et en faisant du bruit avec leurs parures » (5).

Il ne faut pas courir sur la voie publique, comme les extravagants, ni trop s'incliner comme les bossus ; mais on regardera devant soi, ainsi qu'on se tient pendant la prière et comme quelqu'un qui vaque à ses affaires.

On reconnaît l'homme sage et l'homme bien doué ou le fou, rien qu'à leur démarche. Salomon a dit dans sa profonde sagesse : « Quand l'insensé marche dans son chemin, le sens lui manque, tandis qu'il dit de chacun : il est insensé » (4).

§ 9 — Le disciple du sage doit avoir des vêtements convenables et propres. Il lui est interdit d'avoir des souillures sur ses habits ou des taches d'huile ou autres.

Il ne doit pas porter des vêtements princiers, tels que des habits d'or et de pourpre, qui attirent les regards de tout le monde. Il ne doit pas non plus porter des vêtements pauvres qui suscitent la pitié de tous ; mais bien des vêtements entre ces deux genres et convenables.

Que la peau de son corps ne soit point visible à travers sa tunique, ainsi qu'on l'aperçoit d'habitude avec les étoffes de lin fort légères que l'on fabrique en Egypte.

Ses habits ne doivent point traîner par terre, comme ceux des hommes fiers, mais arriver seulement jusqu'aux talons et aux poignets.

Il ne doit pas ramasser son talit (5), afin de ne pas ressembler aux femmes fières, si ce n'est le jour du sabbat et qu'il n'en aie pas un aut e à mettre.

---

(1) C'est-à-dire fièrement.
(2) Esaie, chap. III, vers. 16.
(3) Idem, à propos des filles de Sion.
(4) Ecclesiaste, chap. X, vers. 3.
(5) Voile.

Il ne portera pas, en été, des souliers ayant plusieurs pièces superposées; mais il les mettra l'hiver, s'il est pauvre.

Il ne doit pas sortir à la rue sentant les parfums, ni avec des vêtements parfumés, ni avec des cheveux parfumés; mais il peut oindre son corps de parfums pour en dissimuler la mauvaise odeur.

A moins d'une habitude constante et consacrée pour l'étude, il ne sortira pas seul le soir, afin de n'attirer sur sa personne aucun soupçon.

§ 10. — Le disciple du Sage doit conduire ses affaires d'une manière judicieuse, manger, boire et pourvoir aux besoins de sa famille selon les biens qu'*il* possède, selon ses ressources.

Il ne s'imposera jamais de charges supérieures à ses moyens pécuniaires.

Les Sages ont recommandé de ne point manger de viande, si ce n'est pour satisfaire notre désir, ainsi que l'Écriture l'a dit: « Parce que ton âme aura souhaité de manger de la chair, tu en mangeras selon tous tes désirs. » (1).

A l'homme saint il suffit de manger de la viande tous les vendredis soir; mais s'il est assez riche pour en manger tous les jours, il peut le faire.

Voici une prescription des Sages : « Nous devons dépenser pour notre nourriture moins que nos moyens; mais nous devons nous vêtir selon nos moyens. »

§ 11. — L'homme réfléchi doit avoir un métier (2) qui lui donne le moyen de gagner sa vie; après cela, il achètera une

---

(1) Deutéronome, chap. XII, v. 20.

(2) Salomon fait ainsi l'éloge du travail (Proverbes, chap. VI) : « Ne donne point de sommeil à tes yeux, ne laisse pas sommeiller tes paupières.... va, paresseux, vers la fourmi, regarde sa conduite et deviens sage.... elle prépare en été sa nourriture et ramasse durant la moisson de quoi manger.... un peu de dormir, un peu de sommeil, un peu les mains pliées pour être couché, et ta pauvreté viendra comme un passant et ta défaite comme un homme armé. » ... Et au chap. X : « La main puissante appauvrit, mais la main des travailleurs enrichit. » Et chap. XIX : « La paresse produit l'assoupissement et l'âme paresseuse aura faim. » Et chap. XXI : « Les désirs tuent le paresseux, car ses mains refusent de travailler », etc.

On reproche aux Israélites leur peu de goût pour les professions industrielles, militaires, agricoles; mais on oublie que l'histoire de la Palestine les représente comme ayant été un peuple essentiellement puissant et guerrier; et les persécutions auxquelles il fut soumis (massacres, ghettos, tortures, humiliations) expliqueraient au besoin les modifications profondes que durent forcément subir ses aptitudes aux arts et aux luttes belliqueuses. Les Machabées n'ont-ils pas *illustré par leur bravoure et leurs victoires les*

maison d'habitation et se mariera. Ainsi que l'Ecriture l'a dit :
« Qui est-ce qui a bâti une maison neuve et ne l'a point inau-
gurée? Qu'il s'en aille, etc. — Qui est-ce qui a planté une vigne et qui n'en a point encore cueilli le fruit? Qu'il s'en aille,
etc. — Qui est-ce qui a fiancé une femme et qui ne l'a point
épousée? Qu'il s'en aille, etc. » (1). — Mais les hommes irréflé-
chis commencent par prendre femme, puis achètent une maison, et à la fin de leur vie ils apprendraient un métier ou vi-
vraient d'aumônes. Dans les Malédictions, l'Ecriture dit : « Tu
fianceras une femme, mais un autre dormira avec elle ; tu bâ-
tiras des maisons, mais tu n'y demeureras point ; tu planteras
des vignes, mais tu n'en cueilleras point le fruit pour toi » (2).
C'est comme si l'Ecriture disait : « Tes actions seront de travers, et tu ne réussiras pas dans tes affaires ».

Et dans les Bénédictions, l'Ecriture a dit : « David fut intelligent dans toute sa conduite, car Dieu était avec lui » (3)

armées hébraïques ? Les Lamentations de Jérémie pleurant sur les ruines de son pays
ne respirent-elles pas le plus touchant patriotisme ? La prophétesse Debora, qui figurait
dans le Conseil des Juges, n'a-t-elle pas célébré dans une hymne adorable son succès
sur les Chananéens qui opprimaient ses coreligionnaires ? Et Judith, cette héroïne su-
blime sauvant Israël ? Enfin n'est-ce pas aux Israélites que l'on doit les perfectionne-
ments de la viticulture en Espagne et dans le nord de l'Afrique, du 14e au 17e siècle ;
l'active propagation des imprimeries en Italie ? Faut-il rappeler les connaissances des
hébreux dans l'art des embaumements (voy. Genèse, v. 2 du ch. L, Jacob embaumé par
les médecins de Joseph) ; en médecine légale : infirmités des scarificateurs (Lévitique,
chap. XXI, v. 17 à 23), les plaies devant la justice (Exode, chap. XXI, v. 12 et suiv) ;
en chirurgie : blessures de Joram (Rois, liv. 12, chap. VIII, v. 29), l'ulcère d'Ezéchias
(Idem, chap. XX, v. 7, et Esaÿe, chap. XXXVIII, v. 21), la fracture du bras de Pharaon
(Ezéchiel, chap. XXX, v. 21), l'ulcère malin de Jérémie (Jérémie, chap. XXX, v. 12), le
traitement des plaies (Esaÿe, chap. I, v. 6), l'usage du baume de Galaad (Jérémie, chap.
VIII, v. 22), la guérison de la lèpre par les eaux du Jourdain (Rois, liv. II, chap. V,
v. 14), etc. Plus tard, beaucoup de médecins israélites obtinrent la confiance des rois.
Enfin, de nos jours, les juifs ne manifestent-ils pas une remarquable puissance intellec-
tuelle de race, par la facilité et l'énergie avec laquelle ils s'assimilent les progrès de la
civilisation et figurent avec honneur dans toutes les carrières ? Les Spinosa, Halévy,
Franck, Heine, Meyerbeer, Lévy, Weill, Sée, Bédarrides, Bloch, Catulle Mendès, Al-
bert Millaud, Hayem, Sarah Bernhardt, Cohen, etc., etc., n'en sont-ils pas des témoi-
gnages ! Quant à leur spécialité et à leur aptitude commerciale, n'a-t-elle pas créé l'ai-
sance publique, assuré le développement de la prospérité sociale en organisant le crédit,
cette source vivifiante des travailleurs du négoce ?

Enfin il ne faut pas oublier que si Moïse a consacré l'indispensabilité du travail, il a
aussi proclamé la nécessité hygiénique d'un repos périodique en instituant le sabbat :
« Tu travailleras 6 jours, mais le 7e tu ne feras aucune œuvre, ni toi, ni ton fils, ni ta
fille, ni tes serviteurs, ni ton bétail, ni ton étranger, car l'Éternel a béni le jour du repos
et l'a sanctifié. » (Exode, chap. XX, v. 9, 10 et 11).   Dr E. B.

(1) Deutéronome, chap. XX, v. 5, 6 et 7.
(2) Deutéronome, chap. XXVIII, v. 30.
(3) Samuel, chap. XVII, v. 14.

§ 12. — Il est interdit à l'homme de donner au public tous ses
biens ou de les affecter à des œuvres pieuses, pour être ensuite
à charge aux autres. Il ne doit pas vendre un champ pour
acheter une maison, ni une maison pour acheter des meubles ;
il ne doit pas faire le commerce avec le prix de sa maison, mais
il vendra les meubles pour acheter un champ.

En résumé, pour faire prospérer ses affaires, il fera toujours
en sorte de vendre ce qui s'use facilement et d'acheter ce qui
dure longtemps ; il ne se mettra jamais en tête de jouir un peu
le moment présent, ni de jouir un peu et de dissiper beaucoup

§ 13. — Le commerce du disciple du Sage doit se faire avec
probité et conscience (1) : Quand il dit non, c'est non ; quand
il dit oui, c'est oui.

Pour ce qui le concerne, il doit s'étudier à bien compter et
rendre ce qu'on lui aurai donné en trop. Lorsque au contraire,
il a à se faire restituer par d'autres, il convient qu'il re soit pas
trop minutieux.

Il paiera comptant le prix de ce qu'il aura acheté.

Il se gardera de se faire caution, receleur ou mandataire ; il
ne s'imposera dans le négoce que ce que la loi lui impose, afin
de tenir toujours parole.

Si des tiers ont pris des engagements envers lui, il doit être
longanime et faire remise de la dette s'ils ne peuvent payer.

Il doit prêter à ceux qui se trouveraient dans l'embarras.

Il ne s'immiscera point dans les affaires de son voisin, et ne
mettra jamais personne dans l'embarras.

Au résumé, il doit être un persécuté et jamais un persécu-
tant, être dupe et non dupeur.

A l'homme dont tous les actes seront conformes à tout ce
qui vient d'être dit, on pourrait appliquer les paroles de l'Ecriture : « Il m'a dit : tu es mon serviteur ; Israël est celui en qui
je me glorifierai par toi » (2).

---

(1) « Si l'homme est pauvre, tu ne te coucheras point ayant encore son gage, et tu ne
manqueras pas de le lui rendre aussitôt que le soleil sera couché, afin qu'il couche dans
son vêtement. » (versets 12 et 13 du chap. XXIV du Deutéronome).

« Tu ne commettras pas d'adultère, tu ne voleras pas, tu ne diras pas de faux témoi-
gnages, tu ne convoiteras pas la femme de ton prochain, ni sa maison, ni son champ, ni
son serviteur, ni sa servante, ni son bœuf, ni son âne, ni aucune autre chose qui soit à
lui. » (versets 18, 19. 20 et 21 du chap. 5 du Deutéronome).   Dr E. B.

(2) Esaïe, ch. XLIX, v. 3.

CHAPITRE VI

§ 1er. Il est dans la nature humaine d'être toujours enclin dans ses pensées et dans ses actes vers les camarades et les amis, et de se conduire selon l'usage des concitoyens. Aussi est-il indispensable de ne fréquenter que les justes, de n'avoir commerce qu'avec les Sages, afin d'apprendre à faire comme eux. On doit s'éloigner des méchants qui marchent dans les ténèbres, afin de ne pas être tenté de les imiter. Salomon a dit : « Celui qui fréquente les Sages, deviendra sage ; mais le compagnon des insensés deviendra mauvais » (1).

L'Ecriture a dit encore : « Heureux l'homme qui ne marche point suivant le conseil des méchants, et qui ne s'arrête point dans la voie des pécheurs, et qui ne s'assied point au banc des moqueurs » (2).

Si l'homme se trouve dans une ville dont les usages sont mauvais, dont les habitants ne suivent pas la voie de la droiture, il devra se rendre dans une autre contrée dont les gens soient justes et marchent dans le bon chemin.

Si toutes les villes qu'il connaît ou dont il aurait entendu parler marchent dans une voie mauvaise — comme de notre temps — ou s'il ne peut pas se rendre dans une cité dont les usages sont bons, à cause de la guerre ou d'une épidémie, il devra rester seul, ainsi que l'Ecriture l'a prescrit : « Il sera assis seul, et il sera dans le silence » (3).

Et si les habitants sont mauvais et pécheurs, s'ils ne le laissent pas demeurer parmi eux, il doit, à moins de se mêler à eux et de suivre leurs déplorables habitudes, s'enfuir dans les cavernes, dans les broussailles, au désert, et ne pas marcher dans la voie des pervers, ainsi que l'a dit l'Ecriture : « Plût à Dieu que j'eusse au désert une cabane de voyageur ! » (4)

§ 2. — C'est un commandement formel de fréquenter les Sages et leurs disciples, afin d'apprendre à faire comme eux,

---

(1) Proverbes, chap. XIII, v. 20.
(2) Psaumes, verset 1.
(3) Lamentations, chap. III, v. 28.
(4) Jérémie, chap. IX, v. 2.

ainsi que le prescrit l'Ecriture : « Tu craindras l'Eternel ton Dieu, tu le serviras et tu t'attacheras à lui » (1). Mais est-il possible de s'attacher à la Providence ? Les Sages ont expliqué ce commandement de cette manière : « Attache-toi aux Sages et à leurs disciples ».

C'est pourquoi il est indispensable que l'homme fasse tous ses efforts pour épouser la fille d'un disciple de Sage. Il doit manger et boire avec les disciples de Sages, faire commerce avec eux, avoir avec eux toute espèce de rapports, comme il est dit dans l'Ecriture : « Je vous ordonne d'aimer l'Eternel votre Dieu, de marcher dans toutes ses voies et de vous attacher à lui » (2).

Les Sages ont dit : « Roule-toi dans la poussière de leurs pieds, et quand tu as soif, bois leurs paroles ».

§ 3. — C'est une obligation pour tout Israélite d'aimer l'Israélite comme lui-même ; l'Ecriture l'a dit : « Tu aimeras ton prochain comme toi-même » (3) ; c'est pourquoi il faut faire son éloge, ménager son bien, comme il le ferait lui-même.

Celui qui se fait gloire de l'ignominie de son prochain, n'aura point part à la vie future.

§ 4. — Aimer l'étranger qui s'est présenté sous les ailes de la Providence, c'est accomplir deux commandements positifs : le premier, c'est que l'étranger est compris dans le prochain ; le second, c'est qu'il est étranger. Et la Loi a dit : « Vous aimerez l'étranger, car vous avez été étranger au pays d'Egypte » (2).

Dieu nous a commandé d'aimer l'étranger, comme il a commandé de l'aimer lui-même. L'Écriture l'a dit : « Tu aimeras l'Éternel ton Dieu » (5).

Le Saint Béni-Soit-Il, c'est-à-dire Dieu, aime les étrangers, ainsi qu'il est dit dans l'Écriture : « L'Éternel votre Dieu aime l'étranger » (6).

---

(1) Deutéronome, chap. X, v. 20.
(2) Deutéronome, chap. XI, v. 22.
(3) Lévitique, chap. XIX, v. 18.
(4) Deutéronome, chap. X, v. 19.
(5) Deutéronome, chap. XI, v. 1er.
(6) Deutéronome, chap. X, v. 18.

§ 5. — Quiconque hait un israélite en son cœur, enfreint le commandement négatif, car l'Écriture a dit : « Tu ne haïras point ton frère dans ton cœur » (1). On ne reçoit pas le fouet pour l'infraction à cette défense, puisque ce sentiment de haine ne se traduit pas par un acte. La Loi n'a averti que pour la haine qui se renferme dans le cœur ; mais celui qui frappe son prochain et l'insulte, bien qu'il n'en ait pas le droit, l'enfreint par ce commandement : « Tu ne haïras pas ton prochain ».

§ 6. — Lorsqu'un homme commet une faute à l'égard d'un autre, ce dernier ne doit pas le haïr, mais se taire comme le prescrit l'Écriture en parlant des méchants : « Or, Absalon ne parlait ni en bien ni en mal à Amnoun, parce qu'Absalon haïssait Amnoun » (2).

Mais c'est une obligation de lui faire connaître les motifs de notre mécontentement, et de lui dire : « Pourquoi m'as-tu fait telle et telle chose, pourquoi as-tu péché envers moi en telle circonstance ? ». Ainsi que l'Écriture l'a dit : « Tu reprendras avec soin ton prochain » (3).

Si l'homme qui a commis la faute est revenu à de bons sentiments et lui a demandé pardon, il faut que le lésé lui pardonne ; il ne doit pas avoir le cœur dur, ainsi que l'a dit l'Écriture : « Et Abraham adressa des prières à Dieu » (4).

§ 7. — Celui qui assisterait à la perpétration d'une faute par son prochain, qui verrait celui-ci marcher dans une mauvaise voie, a l'obligation de le ramener au bien et de lui faire connaître qu'il a manqué à ses devoirs. C'est ainsi que l'Écriture a dit : « Tu reprendras avec soin ton prochain » (5).

Celui qui fait des remontrances à son prochain, soit pour un fait personnel, soit pour un fait relatif à Dieu, doit le faire en tête-à-tête, parler posément et lui exposer qu'en le reprenant il n'a d'autre but que son bien et le désir de l'amener à la vie future.

(1) Lévitique, chap. XIX, v. 17.
(2) Samuel, 2e livre, chap. XIII, v. 22.
(3) Lévitique, chap. XIX, v. 17.
(4) Genèse, chap. XX, v. 17.
(5) Lévitique, chap. XIX, v. 17.

Si l'autre accepte ces observations, c'est pour le mieux ; sinon, il faut renouveler les remontrances une seconde et même une troisième fois. Il est même d'obligation de le sermonner jusqu'à ce que le pécheur frappe son interlocuteur et lui dise : « Je ne veux rien écouter ».

Tout ce qu'il est en notre pouvoir d'empêcher et que nous n'empêchons pas, nous expose à être punis, puisqu'il nous était facultatif de le prévenir.

§ 8. — Celui qui reprend son prochain, ne doit jamais lui parler durement au point de lui faire honte, car l'Ecriture a dit : « Tu reprendras soigneusement ton prochain et tu ne porteras pas à cause de lui le péché » (1).

Les Sages ont dit aussi : « Il est possible de reprendre le prochain, alors son visage change » ; mais l'Ecriture a dit : « Tu ne porteras pas à cause de lui le péché ». D'où l'on conclut qu'il est défendu à l'homme de faire honte à l'israélite, à plus forte raison, en présence d'un grand nombre de personnes.

Bien que celui qui fait honte à son prochain ne mérite pas d'être fouetté, il commet cependant un grand péché. Les Sages s'expriment ainsi à cet égard : « Celui qui fait pâlir la face de son prochain en présence de nombreux témoins, n'aura point part à la vie future ». C'est pourquoi on doit éviter de ne jamais confondre son prochain devant de nombreux individus, qu'il s'agisse d'une grande ou d'une jeune personne. On ne doit même pas rappeler devant lui un fait honteux pour lui. De quoi s'agit-il ici ? Des choses relatives d'homme à homme.

Mais s'il est question de choses relatives à Dieu, si le pécheur n'est point revenu à de bons sentiments alors qu'il a été réprimandé en particulier, on doit lui faire honte en présence de nombreux témoins. On publiera son péché, on l'insultera, on le méprisera, on le maudira jusqu'à ce qu'il revienne à de meilleures pensées, ainsi qu'ont agi tous les Prophètes en Israël.

§ 9. — Celui qui ayant reçu une offense de son prochain n'a pas voulu lui en faire des reproches et ne lui a rien dit parce

---

(1) Lévitique, chap. XIX, v. 17.

que l'offenseur est un homme du commun ou d'un esprit faible,
auquel il a pardonné de tout son cœur sans l'avoir repris ni
haï, celui-là tient la conduite d'un hacid (1). La loi n'a voulu
défendre que la haine.

§ 10. — Nous devons accorder notre sollicitude aux orphelins et aux veuves, parce que leur âme est extrêmement humble et que leur esprit est affligé. Lors même qu'ils possèdent
des richesses, s'agirait il même de la veuve et des orphelins
d'un prince, nous sommes tenus à tous les égards pour eux,
car l'Ecriture l'a dit : « Vous n'affligerez aucune veuve ni aucun orphelin » (2).

Quelle est la conduite que nous devons tenir à leur sujet ? Il
faut leur parler avec douceur, les entourer de toutes nos préve-
nances, ne point faire souffrir leurs corps par des travaux pé-
nibles ni leurs cœurs par des paroles dures. Celui qui fait souffrir physiquement ou moralement ou qui maltraite les orphelins et les veuves ou gaspille leur bien, enfreint un commandement négatif, et commettrait un plus grand péché qui les frap-
perait ou les ferait maudire.

Bien que ce commandement négatif n'entraîne pas, de par la
Loi, la punition par le fouet (3), le châtiment d'un pareil péché est indiqué ainsi dans l'Ecriture : « Ma colère s'allumera
et je vous tuerai par l'épée » (4) — Celui qui a dit au monde:
« Sois, et il fut », a contracté une alliance avec les veuves et
les orphelins. Toutes les fois que ces malheureux crient pour un
acte de violence, ils sont immédiatement exaucés, car l'Ecriture
a dit : « Si vous les affligez et qu'ils crient vers moi, certainement j'entendrai leur cri » (5).

De quoi s'agit-il ? De l'homme qui afflige les veuves et les
orphelins pour ses propres besoins.

Mais si l'instituteur les fait souffrir pour leur apprendre la
Loi, ou le patron pour leur apprendre un métier ou les faire
marcher dans la bonne voie, cela est permis. Cependant on ne

---

(1) Homme pieux, sage.
(2) Exode, chap. XXII, v. 22.
(3) Comme sanction pénale.
(4) Exode, chap. XXII, v. 24.
(5) Exode, chap. XXII, v. 23.

se conduira pas alors à leur égard comme on le ferait pour d'autres personnes, il y aura une différence : on les conduira avec calme, avec beaucoup de bienveillance et d'égards, car a dit l'Ecriture : « L'Eternel plaidera leur cause » (1).

Ces préceptes sont formels, qu'il s'agisse d'orphelins de père ou de mère.

Jusqu'à quel moment de la vie peut-on appliquer à quelqu'un l'épithète d'orphelin ? Jusqu'à ce qu'il n'ait plus besoin de l'appui, de l'enseignement, des soins ou de la société d'une grande personne, et du moment qu'il fait toutes ses affaires personnelles comme un individu expérimenté (2).

CHAPITRE VII

§ 1er. — Celui qui calomnie son prochain enfreint le commandement négatif, puisque l'Ecriture a dit : « Tu n'iras point médisant parmi ton peuple » (3).

---

(1) Proverbes, chap. XXII, v. 23.

(2) Nulle part l'amour du prochain, l'esprit d'*égalité*, le *respect de la vie humaine* n'ont été plus chaudement recommandés que par le mosaïsme. Le Deutéronome insiste sur ces prescriptions : « Le Lévite qui n'a point de portion ni d'héritage avec toi, et l'étranger, l'orphelin et la veuve qui sont dans tes portes, viendront et ils mangeront, ils seront rassasiés afin que l'Eternel te bénisse dans l'ouvrage de ta main (chap. XIV, v. 29)..... Quand tu feras ta moisson dans ton champ et que tu y auras oublié quelque poignée d'épis, tu ne retourneras point pour la prendre ; mais cela sera pour l'étranger, l'orphelin et la veuve (chap. XXIV, v. 19).... Quand tu vendangeras ta vigne, tu ne grappilleras point les raisins qui sont demeurés après toi ; mais cela sera pour l'étranger, l'orphelin et la veuve (chap. XXIV, v. 21).... Quand tu auras achevé de lever toutes les dîmes de ton revenu en la 3e année qui est l'année des dîmes, tu les donneras au Lévite, à l'étranger ; à l'orphelin et à la veuve, et ils mangeront dans les lieux de ta demeure et en seront rassasiés (chap. XXVI, v. 12).... Maudit est celui qui pervertit le droit de l'étranger, de l'orphelin et de la veuve (chap. XXVII, v. 19). » De même dans l'Exode : « Vous n'affligerez aucune veuve, aucun orphelin (chap. XXII, v. 29). » N'était-ce point prévenir le paupérisme ?

La protection de l'esclave a toujours été en principe dans le judaïsme : ainsi le Deutéronome élevait la voix en sa faveur : « Tu ne livreras pas à son maître le serviteur qui se sera sauvé chez toi, d'avec son maître ; mais il demeurera avec toi, au milieu de toi, au lieu qu'il aura choisi dans l'une de tes villes, où il lui plaira ; tu ne le molesteras point (chap. XXIII, v. 15 et 16). » Pouvait-on proscrire d'une façon plus nette le commerce des esclaves ?

Quant à l'*égalité vis-à-vis la loi*, n'est-elle pas très nettement formulée dans les versets 16 et 17 du chapitre Ier du Deutéronome : « Ecoutez les démêlés qui sont entre vos frères ; jugez avec droiture entre l'homme et son frère et l'*étranger* qui est avec lui ; vous n'aurez pas égard à l'*apparence* de la personne en jugement ; vous écouterez le petit comme le grand ; vous ne craindrez personne, etc. » et dans ce verset 15 du chapitre XIX du Lévitique : « Vous ne ferez pas d'iniquité en jugement. etc. » (Dr E. B.).

(3) Lévitique, chap. XIX, v. 16.

Lors même qu'on ne reçoit pas le fouet pour cette faute, ce serait un grand péché : il occasionne la mort d'un grand nombre d'israélites. C'est pour cette raison que le verset « Tu ne t'élèveras point contre le sang de ton prochain » a été écrit à la fin du précédent. N'oublie pas ce qui est arrivé à Doeg l'Iduméen.

§ 2. Qu'est-ce qu'un rapporteur ? Celui qui colporte les conversations, va de l'un à l'autre dire : « Un tel à dit telle chose ; j'ai entendu d'un tel telle chose », alors même que le fait rapporté serait vrai. Un semblable individu détruit le monde.

Il existe un péché bien plus grand encore, compris dans un commandement négatif ; c'est la médisance. Il consiste à publier les défauts de son prochain, lors même qu'on dirait la vérité. Et si cet homme a proféré un mensonge, on dit « qu'il fait une mauvaise renommée à son prochain ».

Le médisant qui dit : « Un tel a fait telle et telle chose, ses ancêtres se conduisaient de telle façon, j'ai entendu dire de lui telle chose » dans le but d'attirer sur lui le mépris du prochain, mérite qu'on lui applique ces paroles de l'Ecriture : « Que l'Eternel coupe les langues hypocrites, la langue de ceux qui disent des choses monstrueuses » (1).

§ 3. — Les Sages ont dit : trois infractions sont punies dans ce monde et celui qui les commet n'aura point part à la vie future ; celui qui adore les astres, qui fait un acte contre les bonnes mœurs (2) —, ou qui commet un homicide. La médisance est mise dans la même balance que ces trois crimes.

---

(1) Psaumes, chap. XII, v. 4.

(2) Les Israélites ont pris, de tout temps, grand soin de prévenir la jeunesse contre les mauvaises mœurs : de là leur habitude de marier les jeunes gens de très bonne heure, et c'est peut-être là le secret de leur fécondité, de leur longévité et de leur résistance vitale dans les épidémies.

Moïse recommandait dans le Deutéronome (chap. XXIII, v. 17 et 18), « Qu'il n'y ait point de prostituées entre les filles d'Israël, et qu'entre les fils d'Israël, il n'y en ait point qui se prostitue à l'infamie. Tu n'apporteras point dans la maison de l'Eternel ton Dieu, le salaire d'une prostituée, ni le prix d'un chien, pour aucun vœu que tu aies fait : car ces deux choses sont en abomination devant l'Eternel ton Dieu. »

Salomon disait (Proverbes, chap. V) : « Ne fais aucune attention aux artifices de la femme étrangère, car ses lèvres distillent des rayons de miel, son palais est plus doux que l'huile, mais la fin en est amère comme de l'absinthe et perçante comme le glaive à deux tranchants ; ses pieds conduisent à la mort et ses démarches aboutissent au sépulcre ;

Les Sages ont ajouté que le médisant est comme celui qui a nié la chose fondamentale et essentielle (1), ainsi qu'il a été dit : « Nous triompherons par notre langue ; nous sommes en possession de nos lèvres ; quel est notre maître ? » (2).

Les Sages ont encore expliqué que la médisance entraîne la mort de 3 personnes : du médisant, de celui qui écoute et de celui dont on parle. Celui qui reçoit la confidence est bien plus coupable que le médisant.

§ 4. — Il est des choses qui sont en quelque sorte *la poudre* de la médisance. C'est celui qui dit : « Il serait à désirer qu'un tel fût comme il est aujourd'hui » ; ou bien : « Silence, je ne veux pas dire ce qui est arrivé à un tel, ce qu'il était, etc. », et autres choses semblables.

Ce qui est encore *la poudre* de la médisance, c'est celui qui dit du bien de quelqu'un en présence de son ennemi : le bien qu'il exprime peut provoquer le mal. Salomon a dit à ce sujet : « Celui qui bénit son ami à haute voix de bon matin, sera réputé comme s'il maudissait » (3) ; car par le bien qu'on dirait on arriverait à faire du mal.

Il en est de même de l'individu qui médit par plaisanterie ou par légèreté, tout comme celui qui prétend ne pas parler par haine. C'est ce que Salomon a dit : « Tel est celui qui fait le furieux et qui lance des tisons, des flèches et des choses propres à tuer ; tel est l'homme qui trompe son ami et qui dit : est-ce que je ne m'amusais pas ? » (4).

Il en est de même de celui qui médit par ruse, qui fait semblant de parler naïvement, qui prend l'air de ne pas savoir ce qu'il avance, mais qui, quand on lui impose silence, répond : « Je ne savais pas que ce que je disais était de la médisance, ou que les faits que je rapportais concernaient un tel ».

éloigne ton chemin d'elle, et n'approche point de l'entrée de sa maison ;... de peur que tu ne rugisses, quand ta chair et ton corps seront épuisés... Réjouis-toi de la femme de ta jeunesse ; qu'elle te soit comme une brise bien-aimée, sois continuellement épris de son amour, etc. » Et le portrait qu'il fait de la courtisane, au chapitre VII, est traité de main de maître. (Dr E. B.).

(1) C'est à dire Dieu.
(2) Psaumes, chap. XII, v. 5.
(3) Proverbes, chap. XXVII, v. 14.
(4) Proverbes, chap. XXVI, v. 18 et 19.

§ 5. — L'homme qui médit de son prochain en sa présence ou en son absence, ou qui rapporte des choses qui peuvent donner lieu à la publicité, dans l'intention de nuire au bien ou à la personne de son prochain, de le mettre même dans l'embarras ou de l'effrayer, commet ce qu'on appelle une médisance.

Si le fait rapporté a été dit devant trois personnes, la chose devient publique ; et si l'une des trois la communique à une autre, ce n'est plus de la médisance si elle n'a pas eu l'intention de la publier ou de la découvrir davantage.

§ 6. — Il n'est pas permis de rester dans le voisinage des médisants, et à plus forte raison de s'asseoir à côté d'eux, d'écouter leurs paroles. La sentence prononcée contre nos ancêtres dans le désert n'a été scellée qu'à cause de la médisance.

§ 7. — Celui qui se venge de son prochain, commet une infraction à un commandement négatif, ainsi qu'il a été dit : « Tu ne te vengeras pas et tu ne garderas point de ressentiment contre les enfants de ton peuple » (1). Et bien que l'infraction n'entraîne pas l'application du fouet pour ce fait, ce n'est pas moins une très mauvaise habitude.

Il convient, au contraire, que l'homme soit indulgent pour les choses de ce monde, car pour tout homme intelligent ce sont des futilités, et il n'est pas rationnel de se venger à cause d'elles.

De quelle manière se venge-t-on ? Quelqu'un a dit à son camarade : « Prête-moi ton marteau ». L'autre répond : « Je ne le veux pas ». Le lendemain le possesseur de l'objet vient demander à son camarade à emprunter quelque chose ; l'autre répond : « Je ne le veux pas, puisque hier tu n'as pas voulu me prêter ton marteau ». Voilà ce qu'on entend par représailles.

On doit, au contraire, quand le possesseur de l'objet vient demander quelque chose, lui prêter de bon cœur, et ne pas agir avec lui comme il avait fait. C'est ainsi que David a dit, cédant à ses bons sentiments : « Si j'ai rendu le mal à celui qui vivait en paix avec moi, et si je n'ai pas délivré celui qui m'opprimait sans motif, que l'ennemi me poursuive, qu'il

---

(1) Lévitique, chap. XIX, v. 18.

m'atteigne, qu'il foule aux pieds ma vie, et mette ma gloire dans la poussière » (1).

§ 8. — Celui qui garde rancune commet une infraction à un commandement négatif, ainsi qu'il a été dit : « Tu ne garderas pas de ressentiment contre tes concitoyens » (2).

Qu'est-ce que le ressentiment ? Réobin a dit à Siméon : « Loue-moi cette maison, ou prête-moi ce bœuf », et Siméon a refusé. Quelque temps après, Siméon vient trouver Réobin pour lui emprunter ou louer quelque chose, et Réobin lui dit : « Je vais te prêter, je ne suis pas comme toi, je n'agis pas envers toi comme tu as agi à mon égard ». Il n'a donc rien fait qui soit une infraction à ce commandement : « Tu ne garderas pas le souvenir du mal qu'on t'a fait ». Nous devons toujours effacer ces choses de notre cœur, ne pas les y conserver ; car toutes les fois qu'on garde la mémoire du mal qu'on nous a fait, qu'on la rappelle à l'auteur de ce mal, on peut être conduit à la vengeance. Aussi la loi insiste-t-elle beaucoup sur le ressentiment et recommande-t-elle d'effacer la faute de son cœur, de ne plus s'en souvenir. C'est une excellente habitude ; c'est ainsi que la tranquillité sur la terre et les relations des hommes entr'eux pourront subsister (3).

---

(1) Psaumes, chap. VII, v. 5 et 6.
(2) Lévitique, chap. XIX, v. 18.
(3) Le lecteur aura remarqué que depuis le paragraphe 11 du chapitre V jusqu'à la fin de celui-ci, il n'est plus question d'hygiène physique, mais bien d'hygiène *morale*. Nous aurions donc dû logiquement reporter tous ces passages à la suite du chapitre III, comme complément de l'hygiène morale. Nous ne l'avons pas fait par respect pour la traduction fidèle de l'œuvre de Maimonide dans l'intégrité originale de son agencement. (Dr E. B.).

TABLE DES MATIÈRES

(Les notes en italique indiquent les notes et commentaires de M. le Dr Bertherand.)

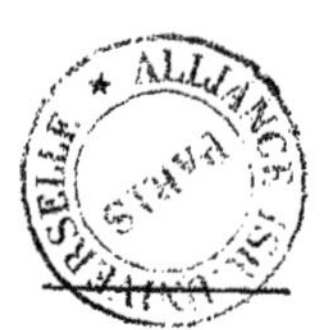

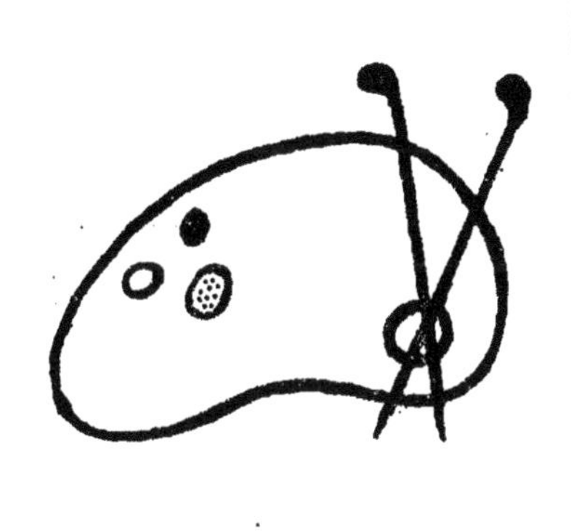

Original en couleur

NF Z 43-120-8